STOFFWECHSEL ANREGEN UND FETT VERBRENNEN

Das große Stoffwechsel Buch
- Schnell, effektiv und nachhaltig
Abnehmen mit der Stoffwechseldiät

inkl. leckerer Rezepte

W0180811

Nick Lange

Originale Erstauflage

Alle Rechte, insbesondere Verwertung und Vertrieb der Texte, Tabellen und Grafiken, vorbehalten.

Copyright © 2021 by Eulogia Verlags GmbH

Softcover: 978-3-96967-059-0

Redaktion: Finn Alexander Dubbels

Lektorat: Matthias Kramer

Druck/Auslieferung: Amazon.com oder eine Tochtergesellschaft

Cover: Anatolir - Shutterstock.com

Impressum:

Eulogia Verlags GmbH

Nagelsweg 22a

20097 Hamburg

Deutschland

Wir wünschen viel Vergnügen beim Lesen!

STOFFWECHSEL ANREGEN UND FETT VERBRENNEN

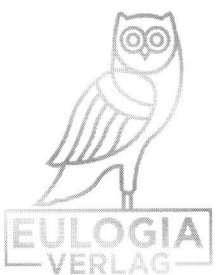

EULOGIA VERLAG

INHALTSVERZEICHNIS

Vorwort

Wieso können die einen Menschen eigentlich immer essen, was sie möchten, ohne sich auch nur die geringsten Sorgen um ihr Gewicht machen zu müssen, während andere Menschen wiederum das Stück Kuchen nur von der Seite ansehen müssen und schon merken, wie der Hosenbund beginnt, enger zu werden? Der Grund lässt sich in einem bestimmten Vorgang in unserem Körper finden: im Stoffwechsel. Dieser kann einerseits eine Ursache für das nervige Übergewicht oder die Antriebs- und Energielosigkeit darstellen, andererseits dafür sorgen, dass wir zu sportlichen Höchstleistungen fähig sind und uns fit fühlen wie ein Turnschuh.

Der Metabolismus, wie der Stoffwechsel auch genannt wird, ist die Grundlage für alle lebenswichtigen Vorgänge in unserem Körper. Wer einen guten Stoffwechsel hat, der fühlt sich gesund und fit und ist deutlich weniger anfällig für virale Krankheiten. Dabei bestimmen zwar 145 Gene unseres Körpers, wie unser Stoffwechsel abläuft, jedoch haben auch wir ein Sagen in dieser Angelegenheit – ein gesunder und hochwertiger Lebensstil, die richtige Ernährung und ausreichend Bewegung können nämlich helfen, selbst einen eingeschlafenen und schlappen Metabolismus wieder auf Trab zu bringen. Einen guten Stoffwechsel zu besitzen, bedeutet, dass der Körper die Nahrung, die aufgenommen wurde, schnell umwandeln und die Nährstoffe schnell aufnehmen und verwerten kann. Gleichzeitig werden Kalorien schneller verbrannt und schädliche Stoffe bei einem hochwertigen Metabolismus zügiger aus dem Körper geschleust. Wer dabei meint, das Thema Stoffwechsel betreffe ausschließlich ältere Menschen, der liegt gehörig falsch! Zwar verändert sich der Stoffwechsel bei steigendem Alter, weswegen insbesondere Menschen im höheren Alter vermehrt auf einen hochwertigen Stoffwechsel Acht geben sollten, jedoch gilt auch hier: Je früher wir uns mit unserem Metabolismus und mit den Vorgängen in unserem Körper beschäftigen, desto besser können wir Alters- und Zivilisationskrankheiten und anderen

Krankheitsbildern vorbeugen. Schlussendlich macht ein guter Stoffwechsel nicht nur jung, er hält auch jung und sorgt dafür, dass du dich wohl in deinem Körper fühlst!

Dieser Ratgeber nimmt dich tief mit hinein in das Thema Stoffwechsel und erklärt dir ganz genau, worum es sich hierbei handelt, wofür der Stoffwechsel wichtig ist und wie wichtig es wiederum für dich ist, für einen ausgeglichenen und hochwertigen Metabolismus zu sorgen. Dabei ist es absolut egal, ob du deinen eigenen Stoffwechsel als langsam, schnell oder ganz normal einschätzt und ob du zufrieden mit deinem Körpergewicht bist oder nicht. Lerne deinen Körper und seine Vorgänge, die augenscheinlich nicht sichtbar sind, besser kennen und sorge mithilfe deines neugewonnenen Wissens zum Metabolismus und zur Ernährung sowie zur Bewegung für einen guten Stoffwechsel für die beste Ausgangslage für deinen Körper, denn ein guter Stoffwechsel bedeutet ein gutes Leben!

Stoffwechsel allgemein

Den Begriff Stoffwechsel oder Metabolismus hören wir so gut wie an jeder Ecke, denn das Thema ist regelmäßig in aller Munde. Worum es sich dabei genau handelt, wissen jedoch die wenigsten Menschen zu Einhundert Prozent: „Ist der Stoffwechsel nicht einfach nur unsere Verdauung?", „Kann ich meinen Stoffwechsel überhaupt beeinflussen, ich dachte, das wäre alles eine genetische Veranlagung?" – jene Aussagen und viele mehr hören wir immer wieder, denn der Stoffwechsel wird auch schon einmal gerne als Ausrede für das leichte Übergewicht verwendet. Was genau der Metabolismus eigentlich ist und wie er funktioniert, erfährst du in diesem Abschnitt des Ratgebers in deinen Händen. Mache es dir also bequem, trinke einen Tee und erfahre mehr über einen der lebenswichtigsten Vorgänge in deinem Körper!

Was ist der Stoffwechsel?

Beim Metabolismus handelt es sich um einen lebenswichtigen Vorgang in unserem Körper. Dabei beschränkt sich unser Stoffwechsel bei weitem nicht ausschließlich auf die Verdauung, denn der Begriff bezeichnet alle chemischen Vorgänge, die innerhalb der Zellen unseres Körpers ablaufen. Das klingt in erster Instanz erst einmal sehr kompliziert, schließlich haben die wenigsten von uns ein Chemie-Studium abgeschlossen oder schon damals im Chemie- Unterricht in der Schule sonderlich viel verstanden. Gehen wir es also zunächst einmal ganz langsam an: Unser Körper benötigt durchgehend Energie, um seine normalen Funktionen aufrechtzuerhalten. Unsere Atmung benötigt Energie, unser Gehirn braucht Energie und selbst beim Träumen verbraucht unser Körper Energie. Diese bezieht er dabei aus der Nahrung, die wir zu uns nehmen. Die Stulle oder das Müsli am Morgen schmeckt also nicht nur gut und stillt den Hunger, durch die Lebensmittel tankt unser Körper Energie, genau wie auch unser Auto Sprit als Energiegrundlage benötigt, um uns von A nach

B zu fahren. Jegliche Nahrung, die wir unserem Körper also zuführen, wird in ihre kleinsten Bestandteile zerlegt, welche wiederum über unsere Blutbahn zu den einzelnen Zellen unseres Körpers transportiert werden. In diesen Zellen werden die einzelnen Baustoffe anschließend zu neuen Stoffen umgewandelt, um zum Beispiel neue Zellwände zu bauen, die Knochen zu stärken oder Muskel- und Nervenfasern zu bilden. Hierbei wird Energie freigesetzt, die wir dringend benötigen, damit unser Körper wachsen kann und eben die Möglichkeit besitzt, all seine Funktionen aufrechtzuerhalten. Der menschliche Körper verfügt dabei über rund 70 Billionen Einzelzellen, das sind ungefähr 10.000-mal so viele Zellen, wie Menschen auf der Erde leben. Die Aufrechterhaltung der körperlichen Funktionen beinhaltet dabei weitaus mehr als die Zuführung von Nährstoffen als Baustoffe für unsere Zellen. Auch die Entsorgung von schädlichen Giftstoffen ist Aufgabe unseres Stoffwechsels. Laufen all unsere Stoffwechsel- Prozesse harmonisch und friedlich ab, also erhalten unsere Zellen ausreichend Baumaterial und können durch die Umwandlung jener Energie herstellen und werden alle Giftstoffe ausgeschieden, so leben auch unsere Zellen in Harmonie und unser Körper ist glücklich. Das alles mag zunächst etwas theoretisch klingen, aber stelle dir deinen Körper einmal als eine Art Maschine, zum Beispiel als Auto, vor. Damit dieses Auto vollständig funktioniert und fahren kann, benötigt es einen Treibstoff. Nicht nur das ist wichtig, denn wer ein Auto besitzt, der weiß, dass auch das Motoröl, die Bremsflüssigkeit und sogar das Wischwasser wichtig dafür sind, dass unser Fahrzeug uns sicher von einem Ort zum nächsten transportiert. Der Treibstoff wird vom Auto, ebenso wie die Nahrung von uns, verwertet und in Energie umgewandelt. Dabei fallen jedoch auch Schadstoffe an, die sich im Fahrzeug ansammeln und dafür sorgen, dass es über kurz oder lang Schaden nehmen kann. Der Ölwechsel ist nur ein Beispiel, wie wir unser Fahrzeug von schädlichen Stoffen befreien. Auch wenn dieser Vergleich nicht sonderlich romantisch ist, zeigt er doch auf einfache Art und Weise, wie der Stoffwechsel funktioniert. Nahrung wird von uns aufgenommen, diese wird von unserem Körper zersetzt und verwertet und in

Energie umgewandelt. Ungesunde oder giftige Stoffe, die wir unserem Körper freiwillig oder unfreiwillig zugesetzt haben, werden dabei durch den Stoffwechsel aus unserem Körper geschleust, die Gefahr wird also entfernt. Hier endet der Vergleich mit einem Auto auch schon, denn während wir unserem Körper unsere Nahrung zuführen, übernimmt dieser die eigentliche Arbeit automatisch und ganz von alleine. Einen „Ölwechsel", wie bei deinem Auto, musst du deswegen bei dir nicht machen, denn dieser wird von deinem Stoffwechsel ganz von alleine durchgeführt. Wie du jedoch bereits schon lernen durftest, gibt es einige Möglichkeiten, mit denen du die Vorgänge in deinem Körper unterstützen kannst und somit für einen guten Stoffwechsel und eine gute Lebensqualität sorgen kannst.

So funktioniert der Stoffwechsel

Was der Stoffwechsel ist und wieso er so wichtig für deinen Körper ist, weißt du inzwischen. Schauen wir uns nun einmal genauer an, wie der Metabolismus überhaupt vonstatten geht.

Stell dir vor, das Käsebrot, welches du heute Morgen gefrühstückt hast, ist ein kleines Puzzle, welches sich aus verschiedenen Teilen zusammensetzt – es gibt ein Kohlenhydrat-Teil, ein Eiweiß-Puzzle-Stück, ein Fett-Teil, ein Mineralstoff-Teil und noch einige andere Puzzleteile, die zusammengesetzt das Bild deines Brotes ergeben. Du isst das Brot nun, wodurch es schlussendlich in deinen Verdauungstrakt gerät. Dadurch, dass dein Körper das Eiweiß- Puzzleteil oder das Kohlenhydrat-Teil in seiner ursprünglichen Form weder gut aufnehmen noch verwerten kann, zersetzt er jedes Puzzleteil in noch kleinere Puzzleteile. Kohlenhydrate werden zum Beispiel in Einfachzucker verteilt und Eiweiße in Aminosäuren. Dadurch, dass die großen Puzzleteile in noch kleine zerlegt werden, kann dein Darm die einzelnen Stoffe erst dann aufnehmen und über die Blutbahn an die vielen verschiedenen Zellen deines Körpers weiterleiten. Dort fängt die eigentliche Arbeit deines Stoffwechsels erst an, denn in den Zellen finden nun die Stoffwechselprozesse statt, durch die dein Körper an Energie gewinnt. Der Stoffwechsel ist darüber hinaus mehr als nur das Umwandeln von den großen Puzzleteilen, also komplexen Substanzen, in wiederum kleinere Teile, also in einfache Substanzen – er kann auch ganz neue Puzzleteile bauen, die maßgeschneidert als Baumaterial für deinen Körper zur Verfügung stehen.

Verantwortlich für diese vielen Prozesse sind die Enzyme, die wiederum von unseren Hormonen reguliert werden. Bei Enzymen handelt es sich um kleine Eiweißstoffe, die die unterschiedlichen chemischen Vorgänge in unseren Zellen regeln. Enzyme ernähren sich von Mineralstoffen, Vitaminen und Proteinen und erhalten ihre Anweisungen größtenteils von den Hormonen unseres Körpers. Dies ist auch der Grund, wieso viele Menschen der Meinung sind, der Stoffwechsel sei ausschließlich genetisch bedingt, denn oftmals wird eine Stoffwechselstörung aufgrund eines Enzym- oder Hormonmangels ausgelöst. Ein solcher Mangel kann tatsächlich genetisch bedingt sein, jedoch können auch Krankheiten verantwortlich für eine Störung unseres Metabolismus sein. Schlussendlich ist es dem

Menschen leider auch möglich, ein jenes Ungleichgewicht durch schlechte Lebens- und Ernährungsgewohnheiten selbst herzustellen.

Wie du dir inzwischen vielleicht denken kannst, ist der Stoffwechsel nicht einfach nur ein Prozess, der überall und mit allen Baustoffen auf gleiche Art und Weise abläuft. Dadurch, dass unser Körper so komplex ist und wir über so viele verschiedene Zellen verfügen, gibt es auch verschiedene Arten des Stoffwechsels:

- **Der Kohlenhydrat-Stoffwechsel:** Dieser Begriff beschreibt den Vorgang der Aufnahme, des Transports und auch des Abbaus von Kohlenhydraten. Hierbei ist der wichtigste Vertreter der Kohlenhydrate der Einfachzucker, also die Glucose. Diese Zuckerart gilt als einer der wichtigsten Energielieferanten für unsere Organe und unsere Zellen.
- **Der Fett-Stoffwechsel:** Unsere Zellen benötigen Fett, um Energie zu gewinnen. Die Lipide, wie Fette auch genannt werden, gelten darüber hinaus als wichtige Botenstoffe und Signalmoleküle in unserem Körper. Wir finden Fett deswegen nicht nur

innerhalb der ungeliebten Pölsterchen am Bauch, sondern in so gut wie allen Zellen unseres Körpers. Isst eine Person zu viel fettige Nahrung und nimmt somit zu viele Lipide auf, als die Zellen des Körpers benötigen, speichert der Körper diese als sogenanntes „Depotfett" ab und wir nehmen an Gewicht zu. Bereits gespeichertes Fett kann vom Körper jedoch auch wieder mobilisiert werden, indem er Lipasen einsetzt. Hierbei handelt es sich um fettspaltende Enzyme.

- **Der Eiweiß-Stoffwechsel:** Der Eiweiß-Stoffwechsel spielt sich im Magen bis hin zum Dünndarm ab. Hier sorgen spezielle Enzyme für die Spaltung der aufgenommenen Eiweiße, wodurch Aminosäuren entstehen. Diese Aminosäuren werden anschließend über die Blutbahn zu den Zellen weitergeleitet, wo sie dafür eingesetzt werden, Energie zu gewinnen und Hormone sowie Muskelzellen aufzubauen.

- **Der Mineral-Stoffwechsel:** Der Mineral-Stoffwechsel sorgt dafür, dass die aufgenommenen Mineralstoffe so aufbereitet werden, dass sie ihre Funktionen im Körper ausführen können. So wird zum Beispiel das Kalzium, welches wir unter anderem durch Milchprodukte aufnehmen, für den Aufbau und die Verstärkung unserer Knochen bereitgestellt.

Neben diesen unterschiedlichen Stoffwechselarten gibt es auch noch den Anabolismus sowie den Katabolismus. Worum es sich bei diesen seltsam-klingenden Begriffen handelt, erfährst du auf den nachfolgenden Seiten.

Verdauung ist nicht gleich Stoffwechsel

Wir besitzen einen guten Stoffwechsel oder einen schlechten Stoffwechsel, wir wollen unseren Stoffwechsel antreiben, ankurbeln oder anregen – wer sich diese Aussagen genauer ansieht, der erkennt schnell, wie einfach der Stoffwechsel sich mit der Verdauung verwechseln oder gleichstellen lassen scheint, denn auch unsere Verdauung kann gut oder schlecht sein – und wir können versuchen, auch sie anzukurbeln oder anzuregen. Tatsächlich ist der Stoffwechsel bei weitem nicht dasselbe wie unsere

Verdauung. Viel mehr ist die Verdauung die Grundlage für den lebenswichtigen Vorgang des Stoffwechsels. Das Verdauen unserer Nahrung beginnt bereits im Mund, denn dort zerkauen wir unsere Nahrung in der Regel gründlich und auch der Speichel beginnt bereits damit, unsere Nahrung zu zersetzen. Weiter geht es anschließend über den Rachen und die Speiseröhre in den Magen. Von hier aus gelangt unsere Nahrung in den Dünndarm, anschließend in den Dickdarm und schlussendlich in den Mastdarm und den After – ist die aufgenommene Nahrung an dieser Station angekommen, verspüren wir in der Regel schnell das Bedürfnis, das stille Örtchen aufzusuchen. Wie jeder weiß, ist die Masse, die nach unserer Verdauung unseren Körper verlässt, nicht zu vergleichen mit den leckeren Speisen, die wir einige Stunden zuvor aufgenommen haben. Der Grund dafür ist die Verdauung an sich, denn hier wird die Nahrung in ihre kleinsten Bestandteile zerlegt, bis schlussendlich nur noch Stoffe vorhanden sind, die der Körper nicht benötigt und somit wieder ausscheidet. Neben unserem Magen-Darm-Trakt gelten auch die Bauchspeicheldrüse, die Leber und die Gallenblase als Verdauungsorgane, denn auch sie helfen dabei, Nährstoffe aufzunehmen und ungesunde oder unnötige Stoffe wieder auszuscheiden.

Auf den ersten Blick mag unsere Verdauung also wirklich fast mit dem Stoffwechsel gleichzusetzen sein. Doch wo liegt nun der Unterschied – helfen uns beide Prozesse nicht, die Nahrung in Stoffe umzuwandeln, die der Körper verwenden kann? Werfen wir zunächst einmal einen Blick auf den Ort, an dem die unterschiedlichen Prozesse stattfinden, dann lässt sich schnell eine Unterscheidung finden. Die Verdauung findet nämlich ausschließlich in den speziellen Verdauungsorganen statt, also im Verdauungtrakt vom Mund bis hin zum Mastdarm und dem After sowie in den drei Organen, die außerhalb des Verdauungtraktes liegen: der Bauchspeicheldrüse, der Leber und der Gallenblase. Der Metabolismus hingegen findet überall im Körper statt, denn in jeder Zelle kann der Stoffwechsel betrieben werden. Da unser Körper schlussendlich aus Zellen besteht, findet auch überall der Stoffwechsel statt. Darüber hinaus ist unsere Verdauung hauptsächlich dafür da, unsere Nahrung auseinanderzubauen und so stark zu verkleinern, dass sie vom Darm aufgenommen werden und über die Blutbahn an die Zellen verteilt werden kann – hier übernimmt anschließend der Stoffwechsel die weitere Arbeit. Wenn wir also vom Stoffwechsel sprechen, dann sind nicht die Vorgänge in unserem Magen oder in unserem Darm gemeint, sondern erst die Prozesse, die nach der überaus wichtigen Vorarbeit unserer Verdauungsorgane stattfinden. Unsere Verdauung und unser Stoffwechsel hängen somit fest zusammen und sind voneinander abhängig, jedoch sind beide Vorgänge nicht einander gleichzusetzen.

Was ist der Grundumsatz?

Jeder, der sich schon einmal genauer mit seinem Gewicht oder der Reduzierung dessen beschäftigt hat, hat mit großer Wahrscheinlichkeit schon einmal von dem sogenannten Grundumsatz gehört. Der Grundumsatz beschreibt die Energie, die unser Körper benötigt, um all seine lebenswichtigen Prozesse aufrechterhalten zu können. Dabei verbrauchen wir selbst Energie, wenn wir nichts tun oder schlafen. Unser Gehirn, unser Herz, unsere Atmung, die Regulierung der Körpertemperatur und auch unsere Verdauung sorgen nämlich dafür, dass unser Körper selbst in Ruhephasen Energie verbraucht. Der Grundumsatz lässt sich mithilfe von vier Faktoren berechnen – dem Gewicht, der Größe, dem Alter sowie dem Geschlecht der jeweiligen Person – und wird als Energiemenge in 24 Stunden bezeichnet. Neben dem Grundumsatz gibt es noch den Leistungsumsatz. Hier wird eine Unterscheidung getroffen, die dir im nächsten Kapitel genauer erklärt wird. Der Grundumsatz bekommt dabei eine größere Bedeutung, wenn es um den Gewichtsverlust und Diäten geht, denn der Grundumsatz lässt sich verändern und der Körper kann sogar in den Sparmodus fallen. Das bedeutet, dass eine Person, die abnehmen möchte, nicht weniger Kalorien zu sich nehmen sollte, als für die Erhaltung der körperlichen Fähigkeiten, also den Grundumsatz, notwendig ist. Sollte jene Person jedoch weniger Kalorien zu sich nehmen, als der Grundumsatz benötigt, so reduziert der Körper auf lange Sicht den Grundumsatz. Dieses Vorgehen unseres Körpers hat seinen Ursprung in unserer Evolution, denn nicht immer hat der Mensch im Überfluss gelebt, wie wir es teilweise tun. So muss er durch Hungersnöte oder ähnliche Krisen über einen langen Zeitraum weniger Nahrung zu sich nehmen, als es der eigentliche Grundumsatz benötigt hätte. Dadurch, dass sich der Grundumsatz in solchen „Krisensituationen" für den Körper herunterschraubt, ist dieser natürlich auch schneller erfüllt. Jede zusätzliche Kalorie, die nun über den Grundumsatz heraus aufgenommen wird, wird nun vom Körper abgespeichert, als Reserve für noch schlechtere Zeiten. Dieses Phänomen erklärt auch den berühmt- berüchtigten Jojo-Effekt: Wer einen Zeitraum lang eine Diät gehalten hat und Erfolge mit dieser hatte, hat schlussendlich seinen Grundumsatz heruntergeschraubt. Endet die Diät nun nach drei, vier oder fünf Wochen und die Person beginnt, zu essen, wie zuvor, so speichert der Körper vermehrt Fettreserven, um endlich aus der Krise des Nahrungsmangels herauszukommen. Insbesondere die sogenannten Crash-Diäten, die die Kalorienzufuhr drastisch einschränken, sorgen viel mehr für den Verlust von Muskelmasse und Wasser im Körper, während die Fettpölsterchen hartnäckig bestehen bleiben. Wer eine solche drastische Diät schon einmal ausprobiert hat, dessen Körper benötigt einen langen Zeitraum, um sich wieder auf seinen ursprünglichen Grundumsatz einzupendeln. Du siehst also: Wer abnehmen will, muss trotzdem essen. Einfach komplett auf Nahrung zu verzichten oder einen Monat lang eine Fasten-Diät durchzuziehen und anschließend zum gewohnten Alltag zurückzukehren, schadet dem Körper eher, als dass er die Gesundheit fördert.

So berechnest du deinen Grundumsatz:

Der Grundumsatz lässt sich entweder auf eine leichte oder auf eine kompliziertere Art und Weise berechnen. Wenn es dir zunächst um eine grobe Übersicht geht, dann rechnest du:

Grundumsatz = Körpergewicht in Kilogramm x 24 (Stunden)

Beispiel einer Person mit einem Gewicht von 75 kg:

75 x 24 = 1.800 kcal Grundumsatz pro 24 Stunden

Um den Grundumsatz ganz genau zu berechnen, kannst du die Harris-Benedict-Formel verwenden. Diese Rechnung bezieht dein Geschlecht, dein Alter, deine Körpergröße und natürlich dein Gewicht mit ein und gibt dir somit noch präzisere Ergebnisse. Die Harris- Benedict-Formel gibt es in doppelter Ausführung: für Männer und für Frauen.

Berechnung der Harris-Benedict-Formel für Männer:

66,47 + (13,7 x Körpergewicht in kg) + (5 x Körper-größe in cm) – (6,8 x Alter in Jahren) = Grundumsatz für 24 Stunden

Berechnung der Harris-Benedict-Formel für Frauen:

655,1 + (13,7 x Körpergewicht in kg) + (5 x Körper-größe in cm) – (6,8 x Alter in Jahren) = Grundumsatz für 24 Stunden

Bleiben wir nun bei unserer beispielhaften 75 kg schweren Person und nennen sie Lisa. Lisa ist weiblich, 30 Jahre alt und hat eine Körpergröße von 1,80 m. Lisa möchte nun ihren Grundumsatz berechnen und stellt hierfür die Harris-Benedict-Formel mit ihren eigenen Daten auf:

655,1 + (9,6 x 75) + (1,8 x 180) – (4,7 x 30) = 655,1 + 720 + 324 – 141 = 1.558,1 kcal pro 24 Stunden

Der Grundumsatz macht 50-70% von Lisas gesamtem Energiebedarf aus, weswegen er immer gedeckt werden sollte. Dabei ist außerdem wichtig zu wissen, dass manche Menschen aufgrund von Sport oder regelmäßiger körperlicher Betätigung einen hohen Muskelanteil aufweisen. Das bedeutet, dass auch ein höherer Grundumsatz vorhanden ist, denn Muskeln sind stoffwechselaktiv und bewirken, dass der Körper auch im Ruhezustand mehr Energie verbraucht als ein Körper mit einer geringeren Muskelmasse. Wer abnehmen möchte, sollte nicht den Grundumsatz herunterschrauben oder nicht erfüllen, sondern vielmehr mithilfe von gezieltem Krafttraining oder vergleichbaren Aktivitäten seinen Muskelanteil im Körper nach oben schrauben.

Was ist der Leistungsumsatz?

Der Leistungsumsatz ist nicht mit dem Grundumsatz gleichzusetzen oder zu verwechseln, denn der Leistungsumsatz beschreibt die Menge an Energie, die unser Körper zusätzlich zum Grundumsatz benötigt. Das bedeutet, dass jede sportliche Tätigkeit, aber auch das Putzen der Wohnung oder das Tragen von Blumentöpfen im Garten, dafür sorgt, dass Energie aus dem Leistungsumsatz benötigt wird. Je mehr eine Person sich dabei bewegt, desto höher ist natürlich der Leistungsumsatz. Die jeweiligen Aktivitäten, die eine Person am Tag ausführt, lassen sich dabei mithilfe des PAL-Wertes berechnen und setzen sich aus dem Arbeitsumsatz sowie dem Freizeitumsatz zusammen. Dieser PAL-Wert zeigt dir schlussendlich an, mit welcher Zahl du deinen Grundumsatz multiplizieren musst, um deinen Gesamt- Energieverbrauch am Tag berechnen zu können. Schon leichte Tätigkeiten wie das Sitzen, das Stehen oder die tägliche Arbeit im Büro erhöhen dabei schon den Leistungsumsatz. Wer nach der Arbeit im Büro sogar noch eine ausführliche Runde joggen geht oder sich mit Freunden zum Fußballspielen trifft, der erhöht seinen Leistungsumsatz noch mehr.

PAL-Werte (Physical Activity Level)

Faktor	Aktivität	Beispiel
0,95	Schlafen	
1,2	Sitzen oder Liegen	Gebrechliche, kranke Menschen, aber auch Fernsehen, Lesen etc.
1,4 – 1,5	Sitzend, wenig körperliche Aktivität	Büro- oder Schreibtischarbeiten
1,6 – 1,7	Überwiegend sitzend, gehend und stehend	Studenten, Schüler, Taxifahrer, Weg zur Arbeit
1,8 – 1,9	Hauptsächlich stehend und gehend	Kellner, Verkäufer, Handwerker

2,0 – 2,4	Körperlich anstrengende Arbeit	Hochleistungs- sportler, Landwirte

Die Berechnung des Leistungsumsatzes erfolgt, indem die jeweiligen Faktoren mit der Anzahl der Stunden multipliziert werden, die die Aktivität ausgeführt wird. Anschließend wird die Summe mit 24 (Stunden pro Tag) dividiert. Diese Rechnung ergibt den durchschnittlichen täglichen Faktor des Leistungsumsatzes, welcher schlussendlich mit dem Grundumsatz multipliziert wird. Das Resultat ist der Gesamtenergiebedarf einer Person. Da auch diese Rechnung wieder sehr kompliziert klingt, lassen wir uns am besten noch einmal von unserer Beispielperson Lisa helfen.

Wie wir bereits erfahren haben, hat Lisa ein Gewicht von 75 Kilogramm. Sie ist 30 Jahre alt und 1,80 m groß und hat somit einen Grundumsatz von 1.558 kcal pro Tag. Damit Lisa ihren Leistungsumsatz berechnen kann, muss sie zunächst festlegen, was für welche körperlichen Tätigkeiten sie im Durchschnitt ausübt. Lisa arbeitet 40 Stunden in der Woche im Büro. Darüber hinaus geht sie jeden Abend mindestens eine Stunde lang joggen. Am Wochenende kommen darüber hinaus ungefähr fünf Stunden Hausarbeit hinzu. Lisa hat einen sehr guten Schlaf und schläft jede Nacht ungefähr sieben Stunden lang.

Lisas Aktivitäten in Stunden pro Tag:

Schlaf (x0,95)	7 Stunden
Sitzend oder liegend (x1,2)	3 Stunden
Sitzend, kaum aktiv (x1,5)	8 Stunden
Sitzend, gehend, stehend (x1,7)	3 Stunden
Hauptsächlich gehend und stehend (x1,9)	2 Stunden
Körperlich anstrengende Arbeit (x2,4)	1 Stunde

Nun folgt eine augenscheinlich kompliziertere Rechnung, denn der Faktor jeder einzelnen Kategorie wird mit der Anzahl der Stunden multipliziert, die sie ausgeführt wird. Also, gehen wir Lisas Aktivitäten einmal langsam durch:

- Lisa schläft pro Nacht ungefähr sieben Stunden: *7 x 0,95 = 6,65*
- Lisa verbringt ungefähr drei Stunden sitzend oder liegend, zum Beispiel beim Lesen oder Fernsehen: *3 x 1,2 = 3,6*
- Lisa verbringt acht Stunden im Büro: *8 x 1,5 = 12*
- Lisa verbringt drei Stunden sitzend, gehend oder stehend, zum Beispiel auf ihrem Weg zur Arbeit im Zug: *3 x 1,7 = 5,1*
- Lisa steht oder geht am Tag zwei Stunden, zum Beispiel, wenn sie sich ihr Abendessen zubereitet oder Hausarbeit ausführt: *2 x 1,9 = 3,8*
- Lisa geht täglich eine Stunde lang joggen: *1 x 2,4 = 2,4*

Nun werden alle sechs Ergebnisse unserer Rechnungen zusammengezählt:

6,65 + 3,6 + 12 + 5,1 + 3,8 + 2,4 = 33,55

Da der Tag aus 24 Stunden besteht, teilen wir nun den Betrag durch 24:

33,55 : 24 = 1,39

Wir erinnern uns an Lisas Grundumsatz, welcher bei 1.558 kcal am Tag liegt. Damit wir Lisas Gesamtenergieverbrauch am Tag errechnen können, müssen wir also nun den Grundverbrauch mit dem errechneten Faktor des Leistungsumsatzes multiplizieren:

1.558 x 1,39 = 2.178

Lisa besitzt also einen Gesamtenergieverbrauch von 2.178 kcal am Tag. Selbstverständlich sind diese Rechnungen nicht immer alltagstauglich und auch nicht immer allzu genau. Während wir uns heute vielleicht einen gemütlichen Tag machen, sind wir morgen schon wieder rund um die Uhr unterwegs und betätigen uns körperlich. Hierbei handelt es sich also eher um einen groben Richtwert, der dir sagt, wie viele Kalorien du am Tag ungefähr verbrauchst.

Du musst diese Rechnungen natürlich auch nicht mit Zettel und Papier durchführen, denn um deinen Grundumsatz und deinen Leistungsumsatz zu berechnen, kannst du Programme im Internet oder in Apps nutzen, die dir ganz genau zeigen können, wie viele Kalorien du verbrauchst (diverse Angebote wie Schrittzähler oder das Eintragen der täglichen körperlichen Betätigung können hier die benötigte Kalorienzufuhr pro Tag individuell beeinflussen). Grundlegend ist es aber immer sinnvoll, zu wissen, woraus sich der Grund- und der Leistungsumsatz zusammensetzen und wie du insbesondere dein Leistungsumsatz durch deine körperliche Betätigung beeinflussen kannst. Insbesondere, wer abnehmen und an Gewicht verlieren möchte, sollte darauf achten, dass zwar der Grundumsatz erfüllt ist – Lisa sollte zum Beispiel darauf achten, täglich mindestens 1.558 kcal zu sich zu nehmen –, durch Sport und andere körperliche Betätigung jedoch und einer nicht vollständigen Einnahme der Kalorienzufuhr für den Leistungsumsatz lassen sich kleine Fettpolster auf gesunde Art und Weise und ohne Jojo-Effekt nach und nach wegzaubern.

Was sind Anabolismus und Katabolismus?

Wie du bereits gelernt hast, beschreibt der Begriff Stoffwechsel alle biochemischen Vorgänge, die in lebenden Organismen – also auch in unseren Körpern – stattfinden. Auf den menschlichen Organismus bezogen, sind beim Stoffwechsel die Prozesse gemeint, die in all unseren menschlichen Körperzellen stattfinden. Die Reaktionen des Stoffwechsels können dabei verschiedene Funktionen haben: Sie halten deine Körpertemperatur konstant, mobilisieren Energiereserven, wenn du dich körperlich anstrengen musst, oder bauen Körper- Masse auf. Auch wenn du die Chemie, die in deinem Körper vonstattengeht, natürlich nicht bis ins Detail kennen, nachvollziehen oder benennen können musst, ist es dennoch sinnvoll, sich über eben jene Vorgänge bewusst zu sein. Wie du bereits gelesen hast, gib es verschiedene Stoffwechsel, wie den Kohlenhydrat-Stoffwechsel, den Eiweiß-Stoffwechsel oder den Fett-Stoffwechsel – jene Stoffwechsel-Arten beziehen sich auf das Auf- und Abbauen der jeweiligen Stoffe. In Bezug auf den Metabolismus hören wir aber auch immer wieder die Begriffe Anabolismus und Katabolismus. Was genau ist hiermit gemeint?

Beim Katabolismus und Anabolismus handelt es sich um gegenteilige Vorgänge in unserem Stoffwechsel, die sich auch auf die verschiedenen Stoffwechsel-Arten beziehen. Der Begriff Katabolismus beschreibt dabei alle Stoffwechselvorgänge in unseren Zellen, bei denen Biomasse abgebaut wird. Komplex-aufgebaute Moleküle, die wir zum Beispiel durch unsere Nahrung aufgenommen haben, werden zu einfacheren Molekülen abgebaut. Im Fett- oder Kohlenhydrat-Stoffwechsel wird so zum Beispiel Energie, welche in den Fett- oder Glykogen- Molekülen gespeichert ist, freigesetzt. Wer also Hunger hat oder sich körperlich betätigt, sorgt automatisch für Stoffwechsel-Situationen der katabolen Art. Hormone, die den Katabolismus unterstützen und eine starke katabole Wirkung besitzen, sind dabei das Adrenalin und das Glucagon.

Der Begriff Anabolismus beschreibt hingegen den umgekehrten Prozess des Katabolismus. So wird mithilfe des anabolen Stoffwechsels nach Nahrungsaufnahme Biomasse aufgebaut. Dafür werden simplere Molekülstrukturen zu komplexeren Substanzen synthetisiert. Die Energie, die wir durch unsere Nahrung aufgenommen haben, sollte dabei in möglichst kondensierter Form gespeichert werden, im anabolen Stoffwechsel werden die Moleküle deswegen unter anderem zu Fett oder Glykogen aufgebaut. Das Hormon Insulin ist dabei ein bekanntes und klassisches Hormon im Anabolismus.

Der Stoffwechsel ist vergleichbar mit einem komplexen Netzwerk, welches aus vielen kleineren Reaktionen besteht, die unmittelbar aufeinanderfolgen. Die Gruppen von Reaktionen, die aufeinanderfolgen, werden dabei Stoffwechselwege genannt. Jene Stoffwechselwege können linear ablaufen, wie das bei der Glycolyse der Fall ist, oder zyklisch sein, also einen Kreislauf darstellen. Dies ist unter anderem beim Citratzyklus der Fall. Dabei ist ein Großteil aller Stoffwechselwege amphibol. Das bedeutet, dass die verschiedenen Schritte und Reaktionen des jeweiligen Stoffwechselweges mit katabolen sowie anabolen

Stoffwechseln gegangen werden. Die einzelnen Schritte eines solchen Stoffwechselweges sind zwar reversibel, der gesamte Weg des Stoffwechsels gilt jedoch als irreversibel, also nicht umkehrbar, da mindestens einer der Reaktionsschritte in die katabole oder anabole Richtung geht, beziehungsweise gegangen ist.

Der Stoffwechsel ist darüber hinaus so aufgebaut, dass viele verschiedene Stoffwechselwege ein bestimmtes Molekül als Startgrundlage oder als Endprodukt haben. Das jeweilige Molekül stellt also eine Art Zwischenstation im Stoffwechselweg dar und wird deswegen auch Intermediat genannt. Da der Stoffwechsel immer auf die Bedürfnisse des Körpers angepasst ist und wird, kann der Metabolismus also abhängig von der Situation mit dem vorhandenen Intermediat entscheiden, ob er mit dem Katabolismus oder Anabolismus weiter verfährt. Wer zum Beispiel Fette und Aminosäuren mit der Nahrung zu sich nimmt und anschließend ruht, befindet sich in einer anabolen Situation. Das bedeutet, dass die aufgenommene Energie mithilfe des Anabolismus für die Fettsäure- oder Glykogensynthese genutzt und anschließend gespeichert wird. Befindet der Körper sich jedoch in einer Stresssituation, der Mensch treibt zum Beispiel Sport oder arbeitet, besteht eine katabole Situation und der Stoffwechselweg fährt mit dem Intermediat, also der Zwischenstation, mit einem katabolen Stoffwechsel fort. Neben den Intermediaten gibt es auch noch den Begriff der Metaboliten im Stoffwechsel. Hiermit werden Stoffe beschrieben, die durch den Stoffwechsel als Nebenprodukt innerhalb der Zelle entstehen. Jene Metabolite können in Folgereaktionen des Stoffwechselweges eintreten und genutzt werden.

All diese Begriffe und Vorgänge musst du dir natürlich nicht unbedingt merken und das Wissen auch nicht immer griffbereit haben. Damit du jedoch deinen eigenen Stoffwechsel beurteilen und verbessern kannst, ist es definitiv wichtig, zu verstehen, was da grundlegend in deinem Körper, also in deinen vielen Zellen, vor sich geht und wie die verschiedenen Stoffwechselwege auch von deiner körperlichen Betätigung abhängig sein können. Solltest du bei dem einen oder anderen Fremdbegriff noch einmal stutzen, kannst du übrigens immer einen Blick in das Glossar am Ende dieses Ratgebers werfen, denn dort sind alle Fachbegriffe noch einmal kurz und prägnant für dich erklärt.

Warum sollte ich meinen Stoffwechsel beschleunigen?

Vielleicht stellst du dir nun die Frage, wieso überhaupt du deinen Stoffwechsel ankurbeln solltest, denn grundlegend geht es dir ja gut, auch wenn du eventuell einen verlangsamten Stoffwechsel hast. Ein hochwertiger und guter Stoffwechsel – welcher übrigens nicht mit einem schnellen Stoffwechsel zu verwechseln ist – bedeutet in erster Linie, dass dein Körper mit den Bausteinen, die du ihm mithilfe deiner Nahrung zuführst, so effizient und dabei so schnell wie möglich arbeitet. Das bedeutet unter anderem, dass auch der Fettstoffwechsel aktiver ist, was als eine gute Grundlage für den Gewichtsverlust gilt. Kehren wir noch einmal zu unserem Auto-Vergleich vom Beginn dieses Buches zurück. Stelle dir eine rote Ampel vor, vor der zwei Autos mit unterschiedlichen Motoren stehen. Der Motor des einen Autos verbrennt dabei im Stand mehr Tankfüllung als der Motor des anderen Autos. Während wir es zwar präferieren, dass unsere Autos im Stand, also in der Ruhephase, im Idealfall keinen Sprit verbrauchen und sich automatisch ausschalten, ist bei unseren Körpern und ihren Stoffwechselprozessen das Gegenteil der Fall. Menschen, die einen guten Stoffwechsel, insbesondere einen guten Fettstoffwechsel, besitzen, verbrennen selbst in Ruhephasen mehr Energie als Menschen, die einen langsamen Stoffwechsel haben. Diese Tatsache liegt auch an der körperlichen Ausdauer und der Muskulatur eines Menschen, denn diese Faktoren bestimmen den Grundumsatz des Körpers. Je höher dieser Grundumsatz ist, desto mehr Nahrung kann und sollte ein Mensch verzehren, der Stoffwechsel gleicht sich dabei der körperlichen Betätigung und den Umständen an. Personen, die hingegen wenig Sport treiben, sei es aus persönlicher Präferenz oder aus alltäglichen Gegebenheiten heraus, leiden oftmals unter einem langsamen Stoffwechsel. So haben die Körper jener Menschen oftmals verlernt, Fette zu verbrennen, weil der

Fettstoffwechsel in einem bewegungslosen Alltag kaum benötigt wird – wer sich wenig bewegt, benötigt dementsprechend auch wenig Energie aus seiner Nahrung. Das Fett, was nun durch die Nahrung aufgenommen wird, wird somit nicht in Energie umgewandelt, sondern in den Zellen des Körpers gespeichert, wodurch mit der Zeit die ungeliebten Fettpolster entstehen. Ein guter und hochwertiger Stoffwechsel wird also in erster Linie mit dem Gewichtsverlust in Zusammenhang gebracht, denn anstatt das Blut und die Zellen des Körpers mit dem Fett-Anteil der Nahrung zu schwemmen, schafft ein guter Stoffwechsel es, die Fette so schnell wie möglich, wenn nicht sogar sofort, zu verarbeiten. Ein guter Stoffwechsel ist dabei aber nicht ausschließlich für das Halten oder Verlieren des Körpergewichts wichtig. Da der Metabolismus in allen Zellen unseres Körpers vonstatten geht, beeinflusst ein guter Stoffwechsel auch die verschiedensten Bereiche unseres Körpers auf positive Art und Weise – unser Allgemeinwohl verbessert sich also, unser Immunsystem ist gestärkt und wir fühlen uns voller Energie. Auch „kleinere Leiden" wie häufige Kopfschmerzen, Stimmungsschwankungen, trockene Haut, Haarausfall oder das Gedächtnisverlust können durch einen guten Stoffwechsel positiv beeinflusst werden. Unser Stoffwechsel ist also wirklich deutlich mehr als nur unsere Verdauung und wird nicht umsonst als einer der lebenswichtigsten Vorgänge im menschlichen Körper bezeichnet.

Anzeichen für einen verlangsamten Stoffwechsel

Kommen wir zur Frage aller Fragen: Wie gut ist dein Stoffwechsel? Davon ausgehend, dass du dieses Buch in deinen Händen wahrscheinlich selbst gekauft oder geschenkt bekommen hast, ist die Wahrscheinlichkeit groß, dass du dir vorher bereits schon den einen oder anderen Gedanken zu deinem Stoffwechsel gemacht hast. Vielleicht versuchst du seit einiger Zeit, Gewicht zu verlieren, und es will einfach nicht klappen. Eventuell fühlst du dich aber auch dauerhaft müde oder schlapp und bist deswegen auf die Thematik des Metabolismus gestoßen. Unabhängig davon, wieso du auf deinen eigenen

Stoffwechsel aufmerksam geworden ist, gilt es erst einmal, zu beurteilen, wie gut und hochwertig der Metabolismus in deinem Körper arbeitet. Die nachfolgenden Punkte gelten als Anzeichen für einen eingeschlafenen und verlangsamten Stoffwechsel. Lies dir die Punkte aufmerksam durch, reflektiere vielleicht kurz und überlege, inwiefern die Gegebenheiten bei dir zutreffen, und mache gegebenenfalls einen mentalen Vermerk. Je mehr Punkte du mit einem „Ja, so ist es bei mir auch" beantworten kannst, desto schlechter arbeitet dein Stoffwechsel schlussendlich beziehungsweise desto eingeschränkter ist er. Aber keine Sorge: Selbst ein eingeschlafener Stoffwechsel kann wieder belebt und auf Trab gebracht werden!

Anzeichen Nummer 1: Du bist energielos und müde

Endlich ist Feierabend und dein einziger Gedanke ist, dass du möglichst schnell wieder ins Bett gehen möchtest? Morgens fällt es dir sehr schwer, den Wecker nicht doch noch einmal in den Schlummermodus zu stellen? Und generell fühlst du dich abgeschlagen und schlapp? Schlafmangel, Müdigkeit und Energielosigkeit sind gute Anzeichen dafür, dass deinem Körper etwas fehlt – das kann die extra Portion Sauerstoff oder auch reichlich Bewegung sein und es hängt in der Regel mit dem Stoffwechsel zusammen. Der Stoffwechsel eines Menschen, der sich dauerhaft müde und abgeschlagen fühlt, ist oftmals so langsam, dass er kaum mehr als den Grundumsatz verbrennt. Die aufgenommenen Kalorien werden viel langsamer verarbeitet, wodurch die Energieprozesse der Organe gehemmt werden – dies kann zu einer übermäßigen Trägheit und auch zu anhaltenden Stoffwechselstörungen führen. Darüber hinaus kann der Schlafmangel für eine Art Teufelskreis sorgen. Im Schlaf regeneriert sich der Körper nämlich, was für einen intakten Metabolismus sehr wichtig ist. Wer regelmäßig zu wenig schläft und seinem Körper nicht genug der tiefen Erholung bietet oder bieten kann, sorgt dafür, dass die Prozesse im Körper durcheinandergeraten und der Stoffwechsel verlangsamt wird.

Anzeichen Nummer 2: die plötzliche Gewichtszunahme

Du nimmst jeden Tag ungefähr die gleiche Menge an Kalorien zu dir und merkst auf einmal, wie du an Gewicht zunimmst, ohne jedoch mehr gegessen zu haben oder dich weniger bewegt zu haben? Auch das kann ein Anzeichen für einen verlangsamten Stoffwechsel sein. Dieses Anzeichen wird leider häufig fehlinterpretiert, denn, wie du bereits gelernt hast, können auch Diäten, insbesondere der Jojo-Effekt nach einer strikten Diät, dafür sorgen, dass unser Körper in den Notfall-Modus geht und beginnt, Fettreserven für noch schlechtere Zeiten einzulagern. Bei einem solchen Sparflammen-Leben werden selbstverständlich auch alle Stoffwechselprozesse in deinem Körper heruntergefahren, damit nur die wichtigsten Prozesse arbeiten. Ob du übrigens drei Mahlzeiten oder fünf kleine Mahlzeiten am Tag zu dir nimmst, ist absolut nebensächlich – ein viel wichtigerer Anhaltspunkt ist der tägliche Kalorienbedarf, der den Grundumsatz decken sollte.

Anzeichen Nummer 3: Haarausfall

Deine Haare werden immer dünner oder du findest sogar büschelweise ausgefallene Haare in deiner Bürste? Auch das kann ein Anzeichen für einen verlangsamten Stoffwechsel sein. Sobald sich die Prozesse in deinem Körper verlangsamen, nimmt auch die Aktivität deiner Zellen ab – und das macht sich oftmals durch Haarausfall bemerkbar. Solltest du momentan unter ausfallenden Haaren leiden, ist es definitiv ratsam, auf eine ausreichende Vitaminzufuhr zu achten und gegebenenfalls zusätzliche Vitamine einzunehmen. Der Haarausfall lässt sich nämlich in vielen Fällen auf einen Eisen- oder Vitaminmangel in deinem Körper zurückführen, welcher wiederum eine Folge von Stoffwechselstörungen oder eines verlangsamten Stoffwechsels sein kann.

Anzeichen Nummer 4: dauerhafte Kopfschmerzen

Die Schilddrüse versorgt den Körper mit wichtigen Hormonen, die ihn im Gleichgewicht halten. Funktioniert die Schilddrüse nicht mehr so, wie sie sollte, und hat zum

Beispiel eine Unterfunktion, die mit einem langsamen Stoffwechsel zusammenhängt, fehlen dem Körper diese wichtigen Hormone. Dieser Hormonmangel sorgt schlussendlich dafür, dass der Grundumsatz deiner Zellen gesenkt wird, was dich wiederum schlapp macht und für Schmerzen, insbesondere Schmerzen im Kopf, zuständig ist. Solltest du unter regelmäßig- auftretenden Kopfschmerzen leiden, ist es jedoch immer ratsam, einen Arzt aufzusuchen und mögliche andere Ursachen zu klären. Oftmals lassen sich jene Ursachen aber in der Schilddrüse beziehungsweise im langsamen oder gestörten Stoffwechsel finden.

Anzeichen Nummer 5: das schlechte Gedächtnis

„Oh nein, der Termin ist mir doch glatt durch die Lappen gegangen!" oder „Wie war noch einmal dein Name? Ich bin momentan so vergesslich!" – kommen dir solche Aussagen bekannt vor oder hast du selber bemerkt, wie schnell du Namen, Ereignisse oder Termine vergisst? Auch das schlechte Gedächtnis kann ein Anzeichen für langsame Stoffwechselprozesse sein. Damit das Gedächtnis auf Trab gehalten wird und damit wir uns über einen langen Zeitraum konzentrieren können, benötigt unser Gehirn nämlich eine gleichbleibend hohe Energieversorgung. Ist diese nicht gewährleistet oder kommt der Körper, aufgrund des langsamen Stoffwechsels, nur schleppend dazu, Energie zu produzieren, oder speichert diese vorsichtshalber lieber ab, nimmt selbstverständlich auch die Leistung unserer Konzentration oder unseres Gedächtnisses ab.

Anzeichen Nummer 6: Stimmungsschwankungen

Wie du schon häufiger lesen konntest, haben unsere Hormone einen großen Einfluss auf unseren Stoffwechsel. Dies ist auch umgekehrt der Fall, denn unser Stoffwechsel beeinflusst auch unsere Hormone. Niedergeschlagenheit, eine launische Stimmung oder auch Depressionen können somit von einem langsamen oder gestörten Stoffwechsel ausgelöst werden. Gleichermaßen helfen aber auch einfachere Ersthilfemaßnahmen wie ausreichend Bewegung, eine gute Flüssigkeitszufuhr und eine hochwertige und ausgeglichene Ernährung dabei, wieder in Schwung zu kommen und die Stimmung aufzubessern.

Anzeichen Nummer 7: trockene Haut

Wie auch bei dem Haarausfall kann ein schlechter Stoffwechsel für die Entstehung von trockener Haut verantwortlich sein. Die Zellen sind nicht mehr so aktiv, wodurch auch die Blutversorgung eingeschränkt werden kann. Dadurch beginnt die Haut, trocken zu werden und Risse zu bilden. Viel zu selten denken wir darüber nach, dass eine gute Nahrungszufuhr und eine gute Verdauung Grundlage für einen guten Stoffwechsel sind, welcher wiederum sogar für schöne Haut sorgen kann. Sollte sich dein körperlicher Zustand verschlimmern, liegt die Vermutung übrigens nahe, dass du nicht nur einen eingeschlafenen oder schlappen Stoffwechsel hast, sondern dass dieser wirklich gestört ist – in einem solchen Fall ist es immer ratsam, einen Arzt aufzusuchen und professionelle Beratung in Anspruch zu nehmen.

Stoffwechselstörungen

Der Stoffwechsel eines Menschen kann manchmal nicht nur eingeschlafen und etwas schlapper sein als der Metabolismus anderer Personen; in einigen Fällen kann sogar eine sogenannte Stoffwechselstörung vorliegen, die wiederum zu einer ernstzunehmenden Stoffwechselerkrankung führen kann. Jene Störungen im Stoffwechsel können dabei aufgrund eines angeborenen Enzym-Mangels bestehen oder im Verlaufe des Lebens entstehen. Hier spielt oftmals auch eine zusätzliche Störung im Stoffwechsel der Aminosäuren eine Rolle. Zu den bekanntesten Stoffwechselerkrankungen zählen Krankheitsbilder wie: Diabetes Mellitus, Hashimoto, Gicht, Mukoviszidose oder Funktionsstörungen der Schilddrüse. Die Störung des Stoffwechsels eines Menschen, sollte sie nicht angeboren sein, kann durch verschiedene Faktoren hervorgerufen werden und schleicht sich oftmals langsam und unbemerkt in das Leben des Menschen ein. So ist insbesondere ein ungesunder Lebensstil wie eine ungesunde Ernährung, jahrelanges Übergewicht, der regelmäßige Konsum von Tabak oder Alkohol und die mangelhafte Bewegung ein großer Faktor für die Entstehung von Problemen mit dem Stoffwechsel. Auch weitere Faktoren wie die Schichtarbeit oder die Strahlung und Gifte am Arbeitsplatz begünstigen

das Auftreten von Stoffwechselstörungen, die schlussendlich, unbehandelt, zu Stoffwechselerkrankungen führen
können. Nachfolgend werden dir die bekanntesten Stoffwechselerkrankungen aufgeführt und genauer erklärt.

Stoffwechselkrankheit: Diabetes Mellitus

Diese Erkrankung wird umgangssprachlich auch Zucker-
krankheit genannt, denn beim Diabetes mellitus handelt
es sich um eine krankhafte Störung des Zucker-Stoffwech-
sels. Unterschieden wird dabei in Diabetes Typ 1, Typ 2 und
Schwangeschaftsdiabetes. Beim Diabetes Typ 1 handelt
es sich dabei um eine angeborene Erkrankung, oftmals
auch eine Autoimmunerkrankung, welche die Zellen, die
in der Bauchspeicheldrüse Insulin produzieren, zerstören.
Insulin ist dabei ein lebenswichtiges Hormon, welches
unserem Körper hilft, die Glucose, also den Zucker, in
unseren Körperzellen zu regulieren. Während jedoch nur
10% aller Diabetes-Erkrankten an Diabetes Typ 1, also
dem „angeborenen" Diabetes, leiden, sind die restlichen
90% vom Diabetes Typ 2 betroffen. Beim Diabetes Typ 2
verfügt der Körper, zumindest zu Beginn der Erkrankung,
noch über ausreichend Insulin, welches oftmals jedoch
schon in seiner Wirkung eingeschränkt ist. Insbesondere
Menschen, die viel und ungesund essen und an Übergewicht leiden, laufen Gefahr, dass der Körper Fett im
Bauchraum ablagert. Dadurch wird auf lange Sicht die
Empfindlichkeit der Muskel- und Fettzellen verringert, den
Blutzucker aufzunehmen. In solch einem Fall wird von
einer Insulinresistenz gesprochen. Die Bauchspeicheldrüse läuft nun auf Hochtouren und muss immer mehr
Insulin produzieren, damit die Zellen nicht überzuckern.
Irgendwann jedoch kann die Bauchspeicheldrüse das hohe
Produktionsvolumen des Insulins nicht mehr halten und
kann sogar vollständig aufzuhören, das Hormon zu pro-
duzieren. In solch einem Fall steigt der Blutzuckerspiegel
und die Gefäße sowie schlussendlich auch Organe können
Schaden nehmen.
Der Schwangerschaftsdiabetes ist eine Sonderform
dieser Erkrankung und wird auch Gestationsdiabetes
genannt. Er kann aufgrund der enormen hormonellen
Umstellung während einer Schwangerschaft entstehen,

normalisiert sich jedoch nach der Entbindung in der Regel. Jede zehnte Frau erkrankt während oder nach ihrer Schwangerschaft am Gestationsdiabetes. Auch wenn die Heilungschancen für diese Art des Diabetes hoch sind, steigt das Risiko, dass der Nachwuchs in der Zukunft an Diabetes Typ 2 erkrankt.

Stoffwechselkrankheit: Gicht

Auch Gicht gehört zu den Stoffwechselkrankheiten und entsteht, weil der Harnsäurespiegel im Blut zu hoch ist. Dadurch bilden sich viele winzige Harnsäure-Kristalle, die sich vor allem in den Gelenken ablagern und dort für Schmerzen, Rötungen, Schwellungen oder Entzündungen sorgen. Gicht lässt sich dabei mithilfe der Ernährung und einem gesunden Lebensstil kontrollieren. Im Gegenzug können ungesunde Angewohnheiten oder Unachtsamkeit schnell dafür sorgen, dass ein sogenannter Gichtanfall entsteht, welcher mit starken Schmerzen und Bewegungseinschränkungen einhergeht. Unterschieden wird dabei zwischen der primären und der sekundären Gicht. Die primäre Gicht bezeichnet eine angeborene Stoffwechselstörung, die in den meisten Fällen davon herrührt, dass die Nieren nicht ausreichend Harnsäure ausscheiden. In einigen Fällen produziert der Körper aber zu viel Harnsäure, sodass die Nieren überfordert sind. Der Gendefekt Lesch-Nyhan-Syndrom, welcher überwiegend bei Jungen auftritt, ist hierfür eine Ursache.

Die sekundäre Gicht beschreibt eine erworbene Stoffwechselstörung. In vielen Fällen wird die Gicht durch weitere Krankheiten wie die Leukämie hervorgerufen, denn eine große Anzahl der körpereigenen Zellen geht durch eine Bestrahlung zugrunde. Dadurch wird eine große Menge an Purinen freigesetzt, die sich anschließend im Blut anreichern – die Purine werden aufgespalten und die Harnsäure entsteht. Auch Nierenerkrankungen können zu einer Gicht- Erkrankung führen, denn sie sind das wichtigste Ausscheidungsinstrument für die Harnsäure. Gicht gilt darüber hinaus als eine Zivilisations- oder Wohlstandskrankheit, denn sie lässt sich in Industriestaaten deutlich häufiger finden als in ärmeren Ländern. Insbesondere das Übergewicht und eine Fleisch-, Alkohol- und

Fruktose-reiche Ernährung sowie ein überwiegender Bewegungsmangel begünstigen diese Stoffwechselkrankheit.

Stoffwechselkrankheit: Hashimoto

Die Krankheit Hashimoto-Thyreoiditis wird auch chronische lymphozytäre Thyreoiditis genannt und bezeichnet die anhaltende Entzündung der Schilddrüse. Ihre Ursache hat die Stoffwechselkrankheit im Abwehrsystem des Körpers, welches „irrtümlich" das Gewebe der Schilddrüse angreift und es schädigt. Durch diese Schädigung ist die Schilddrüse dauerhaft entzündet, was auf lange Sicht zu einer Schilddrüsenunterfunktion führen kann. Eine solche Unterfunktion der Schilddrüse bedeutet, dass ein Mangel an Hormonen im Körper herrscht, die sonst von der Schilddrüse produziert werden. Der Stoffwechsel, der Kreislauf, die psychische Gesundheit und auch das Wachstum werden von diesen Hormonen beeinflusst. Die Hashimoto ist eine Autoimmunkrankheit. Das bedeutet, dass sie durch einen Fehler in der Immunabwehr des Körpers entsteht und somit genetisch bedingt ist oder, wie Forscher vermuten, aufgrund einer bakteriellen oder viralen Infektion entsteht. Die Hashimoto- Thyreoiditis tritt häufig im Zusammenhang mit anderen Autoimmunerkrankungen wie der Zöliakie, dem Diabetes mellitus Typ 1 oder der Weißfleckenkrankheit auf.

Stoffwechselkrankheit: Mukoviszidose

Die Mukoviszidose wird auch zystische Fibrose genannt und ist eine angeborene Erkrankung des Stoffwechsels. Verursacht wird die Krankheit durch eine Veränderung in dem Mukoviszidose-Gen: dem CFTR-Gen. Dieses Gen ist ein regulierendes Protein, welches auf der Oberfläche einiger Zellen sitzt und dort die Funktion eines Kanals erfüllt. Durch diesen Kanal sollen Salz und Wasser in die Zelle ein- und wieder ausströmen können. Leidet eine Person an der Mukoviszidose-Krankheit, ist dieser Kanal defekt und die Zelle leidet an einem Ungleichgewicht im Wasser- und Salzhaushalt. Der Schleim, der die Zellen bedeckt, enthält dadurch zu wenig Wasser und wird zäh. Das Resultat ist, dass der zähe Schleim lebenswichtige Organe verstopfen kann – das Gen befindet sich dabei in fast allen Geweben des Körpers, weswegen viele verschiedene Organe von der Krankheit betroffen sein können.

Stoffwechselkrankheit: Schilddrüsenunterfunktion oder -überfunktion

Die Schilddrüse ist ein überaus wichtiges Organ unseres Körpers, welches wir jedoch gerne einmal vergessen oder übersehen. Das schmetterlingsförmige Organ legt sich dabei unterhalb des Kehlkopfes an die Luftröhre und sorgt dafür, dass aus Eiweiß und Jod lebenswichtige Hormone produziert werden. Diese werden wiederum ins Blut abgegeben. Das Hormon TSH, welches in der Hirnanhangsdrüse produziert wird, reguliert dabei die Menge an Hormonen, die die Schilddrüse an den Körper weitergibt. Die sogenannten Schilddrüsenhormone sind dabei überaus wichtig für unsere körperlichen Funktionen und unser Wohlbefinden. So wird vor allem der Stoffwechsel von den Hormonen der Schilddrüse bestimmt, aber auch unser Kreislauf, unser Wachstum und unser psychisches Wohlbefinden hängen von der Produktivität unserer Schilddrüse ab. Schilddrüsen können von einer Über- oder Unterfunktion betroffen sein, welche wiederum durch unterschiedliche Gründe hervorgerufen und ebenso verschiedene Symptome präsentieren können.

Schilddrüsenüberfunktion

Die Schilddrüsenüberfunktion wird auch Hyperthyreose genannt. Über 95% aller Schilddrüsenüberfunktion-erkrankten Menschen leiden dabei aufgrund der Basedowschen Erkrankung oder einer Autonomie an der Überfunktion ihrer Schilddrüse.

Bei der Erkrankung Morbus Basedow (Basedowsche Erkrankung) handelt es sich um eine Autoimmunerkrankung, bei welcher der Körper, aus bis heute ungeklärten Gründen, verschiedene Antikörper gegen die Schilddrüse bildet. Dadurch werden unter anderem die hormonbildenden Zellen stimuliert, welche anschließend dafür sorgen, dass das Organ eine zu große Menge der Schilddrüsenhormone Thyroxin und Trijodthyronin produziert. Diese Überproduktion ignoriert dabei den eigentlichen Bedarf an

Hormonen, den der Körper hat, wodurch zu viele Hormone produziert werden und die Schilddrüse sich vergrößert (der sogenannte Kropf). Entsteht eine Schilddrüsenüberfunktion hingegen aufgrund einer Autonomie, bedeutet dies, dass Teile des Schilddrüsengewebes (oder das gesamte Gewebe der Schilddrüse) selbstständig Hormone bildet und diese nicht mehr der Steuerung durch die Hirnanhangsdrüse unterliegen. Sollte die Schilddrüse über gesundes Gewebe verfügen, produziert dieses ausgleichend weniger Hormone. Sobald jedoch über einen längeren Zeitraum zu viel Jod konsumiert oder bestimmte Medikamente verabreicht werden, kann dies als Resultat haben, dass die erkrankten Bereiche der Schilddrüse zu viele Hormone produzieren, welche sich nicht mehr ausgleichen lassen und dafür sorgen, dass der Hormonspiegel in einen ungesunden Bereich steigt.

Eine Schilddrüsenüberfunktion kann sich durch unterschiedliche Symptome bemerkbar machen: Schluckbeschwerden, Heiserkeit und auch auftretende Probleme beim Herunterschauen auf die Brust wie beim Zuknöpfen von Hemden sowie ein sichtbarer Kropf sind gute Indikatoren für ein Ungleichgewicht der Hormone in der Schilddrüse. Auch Schlafstörungen, Zittern, Gewichtsverlust trotz vorhandenem Appetit, hoher Blutdruck und schneller Puls, Haarausfall, Durchfall oder Muskelschwäche und -schmerzen können auf eine Vergrößerung und Überfunktion der Schilddrüse hinweisen. Insbesondere Frauen bemerken eine Störung ihrer Schilddrüse oftmals aufgrund von Menstruationsstörungen oder einer Verminderung der Libido.

Eine Schilddrüsenüberfunktion sollte in jedem Fall von einem Arzt behandelt werden, denn, wenn der Körper seinen Hormonhaushalt nicht mehr selbst regulieren und die Schilddrüse immer mehr nicht-benötigte Hormone in den Körper schickt, können ernsthafte Komplikationen auftreten. So kann es vorkommen, dass Betroffene eine hyperthyreote oder thyreotoxische Krise erleiden. Erstere tritt (seltener) auf, wenn die Schilddrüsenaktivität enorm gesteigert ist. Symptome wie Fieber, Schwäche, Bewusstseinsstörungen oder auch die Bewusstlosigkeit weisen in solch einem Fall auf die hyperthyreote Krise hin. Aufgrund von drohenden Herz- und Leberschäden sind rasche und intensive Maßnahmen erforderlich, denn es besteht Lebensgefahr. Die thyreotoxische Krise hingegen wird vorwiegend von jodhaltigen Röntgenmitteln, Medikamenten, Infektionen, Operationen, Stresssituationen oder dem Absetzen der Schilddrüsenmedikamente hervorgerufen. Dies jedoch nur dann, wenn bereits eine schwerwiegende (und schwer-behandelbare) Schilddrüsenüberfunktion vorliegt.

Schilddrüsenunterfunktion

Die Schilddrüsenunterfunktion wird auch Hypothyreose genannt und bezeichnet eine Schilddrüse, die zu wenig Schilddrüsenhormone produziert. Eine solche Schilddrüsenunterfunktion ist in den wenigsten Fällen heilbar und muss deswegen dauerhaft mit Medikamenten behandelt werden. Erkrankte, die ihre Medikamente jedoch regelmäßig einnehmen, merken von ihrer Erkrankung im Alltag kaum etwas bis gar nichts.

Eine Schilddrüsenunterfunktion kann, genau wie die Überfunktion, aufgrund verschiedener Ursachen entstehen. Ein Grund für die Unterversorgung mit Hormonen durch die Schilddrüse ist eine angeborene Störung des Organs, diese kommt jedoch selten – im Schnitt bei einem von 4.000 Kindern – vor und sollte schnell erkannt und behandelt werden. Ist dies nicht der Fall, können schwerwiegende Schäden am Nervensystem des Säuglings wie geistige Behinderungen entstehen. In Deutschland ist deswegen übrigens eine Screening- Untersuchung für die Früherkennung Standard. Eine angeborene Schilddrüsenunterfunktion kann sich bereits im Mutterleib bemerkbar machen, sie wirkt sich jedoch typischerweise erst in den ersten Lebensmonaten des Kindes aus und zeigt sich durch Symptome wie der verminderten Aktivität, der Bewegungsarmut, einer vergrößerten Zunge oder der Trinkarmut. Auch eine verlängerte Neugeborenengelbsucht weist auf eine eventuelle Unterfunktion der Schilddrüse hin.

Ist die Schilddrüsenunterfunktion nicht angeboren, tritt sie in den meisten Fällen aufgrund einer chronischen Entzündung der Schilddrüse auf. Oftmals ist auch hier die Autoimmunerkrankung Hashimoto-Thyreoiditis die Ursache für jene chronische Entzündung. Seltener wird die Schilddrüsenunterfunktion im Erwachsenenalter durch eine Erkrankung der übergeordneten regulierenden Hirnregionen hervorgerufen. So bestimmen zwei Zentren in unserem Gehirn den Fluss und die Produktion an Hormonen: der Hypothalamus, welcher im Zwischenhirn sitzt, und die Hirnanhangsdrüse. Produziert die Hirnanhangsdrüse zum Beispiel eine zu geringe Menge des Hormons TSH, wird die Schilddrüse nicht ausreichend stimuliert, wodurch sie zu wenig Hormone herstellt. Ist hingegen der Hypothalamus gestört, wird eine Art Domino-Effekt ausgelöst: In dieser Region unseres Gehirns wird der Botenstoff TRH produziert. Dieser fördert die Bildung und Abgabe des Hormons TSH, welches, wie du bereits weißt, die Schilddrüse motiviert, ihre eigenen Hormone zu bilden.

Eine Schilddrüsenunterfunktion wird häufig erst sehr spät bemerkt, denn der Verlauf ist schleichend und langanhaltend. Dadurch, dass sie, insbesondere zu Beginn, nur geringe Beschwerden verursacht, werden die Symptome schnell mit anderen Krankheitsbildern in Zusammenhang gebracht. Ältere Menschen präsentieren darüber hinaus oftmals nur einzelne Symptome, die mit altersbedingten Veränderungen verwechselt werden. Eine Schilddrüsenunterfunktion sollte jedoch nicht auf die leichte Schulter genommen werden, denn sie kann die betroffene Person enorm in ihrem Alltag einschränken. Typische Symptome sind: eine erhöhte Kälteempfindlichkeit, Müdigkeit und ein hohes Schlafbedürfnis, verlangsamte Reflexe, Antriebslosigkeit, Gedächtnisschwäche, depressive Stimmungen, Gewichtszunahme und erhöhte Blutfettwerte, kühle und blasse Haut sowie brüchige Nägel und Haarausfall. Auch die Menstruation kann durch eine Schilddrüsenunterfunktion unregelmäßig werden und die Empfängnisfähigkeit sowie die Potenz und das Lustempfinden des Mannes können beeinträchtigt werden. Wird eine schwerwiegende Schilddrüsenunterfunktion lange Zeit nicht behandelt, können ernstzunehmende Komplikationen entstehen – die betroffene Person kann an verkalkten Herzkranzgefäßen oder einer Herzmuskelschwäche leiden. Auch ein Herzbeutelerguss und ein erhöhter diastolischer Blutdruck können aufgrund einer Schilddrüsenunterfunktion entstehen.

Genauso, wie eine Schilddrüsenüberfunktion dringend von einem Arzt behandelt werden sollte, darf auch eine Unterfunktion nicht einfach ignoriert werden. Die Diagnostik und Behandlung sind dabei keine aufwändigen Prozeduren und erlauben der erkrankten Person, einen normalen Alltag, ohne Einschränkungen, zu führen. Auch die Ernährung kann eine Störung der Schilddrüse zwar nicht heilen, aber lindern. Es gibt zwar keine bestimmten Ernährungsempfehlungen für Menschen, die an einer Schilddrüsenstörung erkrankt sind, jedoch gelten eine ausgewogene Ernährung, ausreichend Bewegung und ein Körpergewicht im Normalbereich als eine gute Unterstützung in der Behandlung der Schilddrüsenerkrankung. Wer stark übergewichtig ist, sollte deswegen aber nicht direkt mit einer strikten Diät beginnen, denn diese kann den Hormonhaushalt gehörig durcheinanderbringen. Zunächst geht es also darum, die Schilddrüsenwerte zu normalisieren. Die Gewichtsabnahme, wenn sie sinnvoll für die Behandlung ist, sollte erst im Anschluss und unter ärztlicher Aufsicht erfolgen.

Stoffwechseltypen

„Die Eiweiß-Diät für einen flachen Bauch!" oder *„Schlankere Beine mit der idealen Smoothie- Kur"* – vielleicht sind dir solche Titel schon einmal auf der einen oder anderen Zeitschrift ins Auge gesprungen und haben dich neugierig gemacht. Die Diäten oder Ernährungspläne sollen dabei helfen, die lästigen Fettpölsterchen genau dort schmelzen zu lassen, wo wir sie nicht haben möchten. Tatsächlich gibt es solche Versprechen leider nur in der Werbung und entsprechen nicht der Realität, denn ausschließlich mithilfe der Ernährung an einer bestimmten Stelle des Körpers abzunehmen ist kaum möglich. Was dir jedoch helfen kann, Gewicht zu verlieren und deinen Körper nach deinen Vorstellungen zu formen, ist der Stoffwechsel. Dabei geht es in diesem Kapitel um die verschiedenen Stoffwechseltypen. Diese sind mitunter Grund dafür, dass deine Freundin essen kann, was sie möchte, und dennoch dünn bleibt oder dass dein Freund den Kuchen nur von der Seite ansehen muss und schon fast merken kann, wie sein Bauch an Umfang zulegt.

Insgesamt wird zwischen drei verschiedenen Stoffwechseltypen unterschieden: dem ektomorphen, dem mesomorphen und dem endomorphen Stoffwechseltyp. Die Grundlage dieser Kategorisierung wurde von dem Psychologen und Mediziner Dr. William Sheldon in den 1950er Jahren festgelegt. Dieser analysierte die Keimblätter bei Embryos und verglich seine Ergebnisse nach der Geburt mit dem Körperbau des heranwachsenden Menschen. Bei den Keimblättern handelt es sich in der Entwicklungsbiologie um eine der ersten Differenzierungen eines Embryos in verschiedene Zellschichten. Aus diesen entwickeln sich anschließend unterschiedliche Strukturen, Organe und Gewebe. Die Entwicklung der drei Zellschichten Ektoderm (Außenschicht), Mesoderm (Mittelschicht) und Endoderm (Innenschicht), welche sich in der frühesten Wachstumsphase im Mutterleib bilden, sind somit laut Dr. William Sheldon von den Keimblättern beeinflusst, wodurch der schlussendliche Stoffwechsel des heranwachsenden Menschen festgelegt wird. Das Wissen darüber, welcher Stoffwechseltyp du selbst bist, kann dir schlussendlich nicht nur beim Abnehmen helfen, sondern auch beim Aufbau von Muskeln und beim Kennenlernen deines Körpers und seiner ganz individuellen Bedürfnisse. Dabei lässt sich eine Person selten in nur eine Kategorie der Stoffwechseltypen einordnen, oftmals gibt es auch sogenannte Mischtypen. Schauen wir uns die drei verschiedenen Stoffwechseltypen einmal genauer an:

Der ektomorphe Stoffwechseltyp

Die Freundin, von der du gerade gelesen hast, die Kuchen, Pasta, Pizza und Pommes Frites essen kann, ohne auch nur ein Gramm zuzunehmen, besitzt mit großer Wahrscheinlichkeit einen ektomorphen Stoffwechsel. Früher wurden diese Stoffwechseltypen auch als sehr gute Futterverwerter beschrieben, denn der ektomorphe Stoffwechsel läuft quasi auf Hochtouren. Das bedeutet, dass die aufgenommenen Kalorien sehr schnell verbrannt und die Nährstoffe gut aufgenommen und verwertet werden können. Dies klingt auf den ersten Blick wie ein Traum, denn wer möchte nicht essen, ohne zuzunehmen? Tatsächlich gibt es bei einem ektomorphen Stoffwechsel auch Nachteile: So fällt es jenen Stoffwechseltypen oftmals schwer, Muskeln aufzubauen und eine athletisch gebaute Figur zu formen.

Der mesomorphe Stoffwechseltyp

Menschen, die einen mesomorphen Stoffwechseltyp besitzen, befinden sich sozusagen in der goldenen Mitte der Stoffwechseltypen. Das bedeutet, dass ihr Körper das ausgewogenste Verhältnis zwischen Fett, Muskeln und Skelett besitzt. Dieser Stoffwechseltyp wird somit oftmals als Ideal angesehen. Der mesomorphe Stoffwechseltyp verbrennt aufgenommene Kalorien nicht ganz so schnell wie der ektomorphe Typ, jedoch immer noch schneller als endomorphe Stoffwechseltypen. Bei falscher Ernährung und zu wenig Bewegung kann es bei Menschen mit diesem Stoffwechsel also vorkommen, dass sie nach und nach an Gewicht zulegen und auch Übergewicht entwickeln können.

Der endomorphe Stoffwechseltyp

Das Stück Schwarzwälder Kirschtorte isst du lieber nicht, weil du es dir dann direkt auf die Hüfte kleben könntest? Dann gehört dein Körper und dein Stoffwechsel mit großer Wahrscheinlichkeit in die Kategorie der endomorphen Stoffwechseltypen. Diese Art des Stoffwechsels verbrennt und verwertet die aufgenommene Nahrung deutlich langsamer als die anderen Stoffwechseltypen. Dadurch bilden sich schneller Fettpölsterchen und auch das Gewicht steigt schneller und oftmals ohne einen erkennbaren Grund an. Gleichzeitig ist es Menschen mit einem endomorphen Stoffwechseltyp jedoch möglich, Muskeln schnell aufzubauen, welche jedoch aufgrund des langsamen Stoffwechsels in der Regel nicht so hart werden, wie die Muskeln des mesomorphen Stoffwechseltyps. Insbesondere das Mischverhältnis von Fett und Muskeln macht endomorphe Stoffwechseltypen oftmals zu schaffen, aber auch diese Problematik lässt sich mit einer passenden Ernährung und der richtigen Bewegung mindern.

Welcher Stoffwechseltyp bist du?

Vielleicht konntest du dich in den Beschreibungen zu den verschiedenen Stoffwechseltypen bereits ein wenig wiedererkennen und verstehen, wieso es dir so schwerfällt, an Muskelmasse zu- oder an Gewicht abzunehmen. Wenn du dir jedoch noch nicht zu Einhundert Prozent im Klaren bist, welcher der drei Typen auf deinen Körper zutrifft, findest du hier einen kleinen Test, der dir helfen kann, deinen eigenen Stoffwechseltypen – oder die Mischung von zwei Typen – zu bestimmen. Markiere die jeweils passende Antwort und notiere im Idealfall, wie oft du Antwort A, B oder C gewählt hast. Im Anschluss an den Test wirst du die Auflösung sowie einige weitere Informationen zu deinem Stoffwechseltyp finden.

1. Welche Beschreibung trifft am besten auf deine Statur zu?

    a. Groß und schlank
    b. Nicht zierlich, breitere Schultern, schmale Hüfte
    c. Kräftiger Körperbau, weiche Rundungen

2. Wie würdest du deine Muskeln beschreiben?

    a. Wenig ausgeprägte Muskeln
    b. Definierte und kräftige Muskeln
    c. Muskeln sind vorhanden, aber kaum definiert

3. Nimmst du schnell an Gewicht zu?

    a. Nein, ich kann essen, was ich möchte.
    b. Wenn ich länger nicht auf meine Ernährung achte, dann ja.
    c. Ich muss die Pizza nur zu lange angucken und fühle mich, als hätte ich zugenommen.

4. Wie schwer fällt es dir, Gewicht zu verlieren?

    a. Gar nicht schwer, die Pfunde purzeln ohne Mühe.
    b. Mit etwas Disziplin ist die Gewichtsabnahme kein Problem.
    c. Ich kann tun, was ich will, die Fettpolster verschwinden einfach nicht.

5. Welche Beschreibung trifft am ehesten auf dein Gesicht zu?

   a. Eher schmal, mit zierlichen Gesichtszügen
   b. Markante Gesichtszüge
   c. Rundes Gesicht mit weichen Gesichtszügen

6. Wie würdest du deine Haare beschreiben?

   a. Dünnes Haar
   b. Kräftiges, volles Haar
   c. Weiches, feines Haar

7. Wie würdest du deine Gliedmaßen beschreiben?

   a. Meine Arme und Beine sind im Verhältnis zu meinem Körper lang.
   b. Meine Gliedmaßen sind im Verhältnis zu meinem Körper genau richtig.
   c. Meine Gliedmaßen sind im Verhältnis zu meinem Körper kurz.

8. Welche Beschreibung trifft am besten auf deine Körperproportionen zu?

   a. Hager, schmal, zierlich
   b. Athletisch, ausgeprägte V-Form (bei Männern) oder X-Form (bei Frauen)
   c. Eher breite als hohe Proportionen

Testauswertung: Diesen Stoffwechseltyp hat dein Körper

Überwiegend A: Der ektomorphe Stoffwechseltyp

Du besitzt einen hageren, schmalen und langgewachsenen Körper und kannst in der Regel essen, was du möchtest, ohne dir Gedanken um Fettpölsterchen machen zu müssen. Manchmal kann dieser Segen aber auch zum Fluch werden, wenn du zum Beispiel zunehmen möchtest oder Muskeln aufbauen möchtest. Das Formen des Körpers stellt für ektomorphe Stoffwechseltypen eine große Herausforderung dar, denn der Stoffwechsel arbeitet auf Hochtouren und verbrennt und verwertet, was das Zeug hält.

Damit du Masse aufbauen kannst, benötigst du eine deutlich erhöhte Kalorienzufuhr. Diese sollte dabei überwiegend aus Kohlenhydraten und Proteinen und weniger aus Eiweißen bestehen. Dabei ist es wichtig, auf hochwertige Lebensmittel, welche komplexe Kohlenhydrate beinhalten, zu setzen – Vollkornprodukte, Süßkartoffeln und auch Reis sind hier deine Freunde. Natürlich darf eine gewisse Portion Proteine auch nicht fehlen, diese lassen sich in hochwertiger Form in tierischen und pflanzlichen Eiweißquellen vorfinden. Da es ektomorphen Stoffwechseltypen oftmals schwerfällt, Muskeln aufzubauen, ist ein ausgiebiges Krafttraining der richtige Ansatz für dich. Das Ausdauertraining hingegen ist für deinen Körper eher kontraproduktiv, weswegen Kardio-Einheiten auf eine bis maximal zwei Trainingseinheiten reduziert werden sollten und das Krafttraining mit drei bis vier Trainingseinheiten in der Woche dominieren sollte. Eine Konzentration auf die großen Muskelgruppen wird für das Krafttraining für ektomorphe Stoffwechseltypen empfohlen.

Überwiegend B: Der mesomorphe Stoffwechseltyp

Dein Körper hat ein athletisches und sportliches Aussehen und es fällt dir in der Regel nicht schwer, dein Gewicht zu halten oder Muskeln aufzubauen. Deine Silhouette erinnert an eine Sanduhr (insbesondere bei Frauen) oder du präsentierst eine V-förmige Figur, also schmale Hüften und breite Schultern (bei Männern). Bei dir überwiegt also der mesomorphe Stoffwechseltyp und du darfst dich freuen, einen Stoffwechsel zu besitzen, der von vielen Menschen als der ideale Stoffwechsel angesehen wird.

Genauso wie dein Stoffwechseltyp die goldene Mitte zwischen zwei Extremen darstellt, solltest du auch in deiner Ernährung zur goldenen Mitte tendieren. Das heißt, dass du dich ausgewogen mit ausreichend Kohlenhydraten, Fetten und Proteinen ernähren solltest. Deine Kalorienzufuhr kannst du dabei ganz einfach, gemäß deinen Wünschen, einschränken oder ausbauen: Möchtest du abnehmen, reduzierst du deine Aufnahme, möchtest du hingegen zunehmen, erhöhst du einfach den Anteil an Kohlenhydraten. Deine Muskelmasse baust du mit einer gesteigerten Proteinzufuhr auf. Solltest du dein Gewicht halten und dennoch deine Ernährung umstellen wollen, eignet sich das Intervallfasten übrigens besonders gut für deine Art des Stoffwechsels. Auch bei der sportlichen Betätigung ist es für dich ratsam, die goldene Mitte zu finden. Somit kommt deiner Figur ein abwechslungsreiches Trainingsprogramm mit Kraft- und Kardio-Einheiten zugute, so baust du Muskeln auf und verstärkst deine Ausdauer. Auch Sportarten wie das Boxen, Kickboxen oder diverse Kampfsportarten eignen sich sehr gut für deinen Stoffwechsel.

Überwiegend C: Der endomorphe Stoffwechseltyp

Du bist breiter gebaut, als du es gerne wärst und hast kurze Gliedmaßen? Darüber hinaus hast du zwar Muskeln, siehst sie jedoch nicht so gut, weil sie von kleinen Fettpölsterchen überdeckt werden, die sich einfach nicht wegtrainieren lassen wollen? Dann gehörst du zu den Menschen, bei denen der endomorphe Stoffwechseltyp dominiert. Somit nimmst du schnell und ohne, dass du längerfristig deine Kalorienzufuhr erhöhst, zu und hast große Schwierigkeiten, die Fettpolster wieder abzubauen. Dein Stoffwechsel arbeitet langsam, was sich nicht selten auch in deiner Statur widerspiegelt.

Eine Ernährung mit weniger Kohlenhydraten und dafür mehr Proteinen und Fetten ist der Schlüssel zum Erfolg für endomorphe Stoffwechseltypen. Ziel für dich sollte es sein, einen ausgeglichenen Hormonhaushalt zu besitzen und die Verbrennung des Fetts anzukurbeln. Auf lange Sicht ist es für dich sinnvoll, eine ausgewogene Ernährung in deinen Alltag zu integrieren, die auf hochwertige Lebensmittel setzt. Insbesondere frische Lebensmittel, grünes Gemüse und gute Fettquellen sind wichtig für deine Ernährung und die Kohlenhydrate sollten komplexer sein (es ist sogar ratsam, raffinierten Zucker komplett aus der Ernährung zu streichen). Die vegetarische oder sogar vegane Küche kann somit eine sinnvolle Ernährungsform für dich darstellen. Wenn du abnehmen möchtest, solltest du ein Kaloriendefizit aufbauen und auf Kraft-Ausdauer-Training setzen. Insbesondere das Bodyweight-Training, also der Sport mit dem eigenen Körpergewicht, bietet sich für deinen Stoffwechseltypen an und kurbelt deinen

Metabolismus an. Das Krafttraining hilft dir auch, deinen Grundumsatz zu erhöhen. So verbraucht dein Körper selbst im Ruhezustand mehr Energie.

Nicht eindeutig A, B oder C: Der Mischtyp

Du hast häufig B angekreuzt, aber auch das eine oder andere A in deiner Auswertung gefunden und weißt nun nicht, welcher Stoffwechseltyp du wirklich bist? Dann ist dein Stoffwechsel eine Mischung aus verschiedenen Typen. Insgesamt gibt es bis zu 80 verschiedene Untertypen der drei Oberkategorisierungen. Grundlegend ist niemand ausschließlich Typ A, B oder C, sondern trägt alle Typen in sich – ein Stoffwechseltyp dominiert jedoch in der Regel, weswegen du in deiner Auswertung bestimmt auch erkennen kannst, welche Antworten am ehesten zutreffen. Wer zum Beispiel fast nur B angekreuzt hat und bei zwei Fragen auf A gesetzt hat, der kann davon ausgehen, dass er in erster Linie einen mesomorphen Stoffwechseltyp besitzt, welcher eine Neigung zum ektomorphen Stoffwechsel aufweist. Deine Ernährung kannst du gegebenenfalls an diese Neigung anpassen, solltest dich jedoch hauptsächlich auf deinen dominanten Stoffwechseltypen konzentrieren.

Mythen rund um den Stoffwechsel

Wie du inzwischen vielleicht erkannt hast, ist der Stoffwechsel ein sehr komplexes Thema, welches nicht selten missverstanden wird. So kommt es schon einmal häufiger vor, dass der Metabolismus mit der Verdauung verglichen oder gar gleichgesetzt wird, auch wenn wir inzwischen wissen, dass diese Annahme bereits ein Trugschluss ist. Der Stoffwechsel wird auch gerne als „Ausrede" für das Übergewicht verwendet, denn der ist doch abhängig von der genetischen Veranlagung – oder etwa nicht? Dieses Kapitel greift die bekanntesten Mythen rund um den Stoffwechsel auf und klärt auf, was stimmt und was reiner Humbug ist.

Mythos Nummer 1: Der Stoffwechsel ist ausschließlich genetisch bestimmt

Wie dieser Mythos entstanden ist, lässt sich leicht nachvollziehen, schließlich hast du im vorhergehenden Kapitel erst gelernt, dass es drei verschiedene Stoffwechseltypen gibt, die sich bereits in den frühesten Phasen der Schwangerschaft erkennen lassen. Tatsächlich haben sage und schreibe 145 Gene Einfluss auf unseren Stoffwechsel und verschiedene Studien konnten belegen, dass auch das Körpergewicht zwischen 40 und 70 Prozent von unserer genetischen Veranlagung bestimmt werden kann. Das bedeutet aber bei weitem nicht, dass wir hier kein Mitspracherecht haben. Stelle dir den Stoffwechsel nicht als ein kleines Arbeitervolk vor, das einfach alles macht und keine Rücksicht auf dich und deine Bedürfnisse nimmt. Vielmehr ist dein Stoffwechsel sehr kommunikationsbereit und steht einer Interaktion mit dir sehr aufgeschlossen gegenüber. Deine Ernährung, deine Bewegung und dein grundlegender Lebensstil stellen in diesem Fall deine Sprache dar, die von deinem Stoffwechsel verstanden und angenommen werden kann. Darüber hinaus ist es wichtig zu wissen, dass deine Gene lernfähig sind. So wurde zum Beispiel herausgefunden, dass der Mensch durch die richtige Bewegung sogar krankmachende „Fehlprogrammierungen" in den Zellen eindämmen oder beseitigen kann. Das Fazit ist also: Ja, unser Stoffwechsel ist von unseren Genen bestimmt, dies aber nur zu einem gewissen Teil. Mit einer hochwertigen und passenden Ernährung sowie der richtigen Bewegung kannst du also sogar deinen Stoffwechsel trainieren und deinen Genen neue Dinge beibringen.

Mythos Nummer 2: Viele Mahlzeiten am Tag helfen beim Abnehmen

Theoretisch klingt dieser Mythos einleuchtend: Anstatt drei große Mahlzeiten am Tag zu dir zu nehmen, nimmst du einfach fünf bis sechs kleinere Mahlzeiten ein. Dadurch muss dein Stoffwechsel fast durchgehend arbeiten, da er ja dauerhaft mit Treibstoff versorgt wird und kann dementsprechend auch mehr Fett verbrennen. Tatsächlich handelt es sich hierbei nur um eine nett klingende Theorie, denn deinem Körper und deinem Stoffwechsel ist es relativ egal, wie häufig du isst, solange du genau die richtige Menge an Kalorien für deine Bedürfnisse aufnimmst. Somit könntest du sogar zwölf Mini-Mahlzeiten am Tag zu dir nehmen oder nur eine – solange du bei deiner gewohnten Kalorienzufuhr bleibst, wird sich nichts verändern (es ist übrigens nicht unbedingt ratsam, zu viele kleine Mahlzeiten am Tag zu essen, denn so ist dein Blutzuckerspiegel dauerhaft hoch und deine Schilddrüse muss ebenso dauerhaft arbeiten, größere Pausen zwischen den Mahlzeiten bieten also auch eine Erholung für deine Organe).

Mythos Nummer 3: Fasten verlangsamt den Stoffwechsel

Dieser Mythos behandelt das Gegenteil vom vorigen Mythos, weswegen dir nun vielleicht schon klar ist, dass es sich auch hier um eine Falschaussage handelt. Das Fasten verlangsamt den Stoffwechsel nicht, solange du nicht unbedingt eine Woche am Stück auf Nahrung verzichtest. Wer zum Beispiel das intermittierende Fasten ausübt, der muss sich keine Sorgen machen, seinem Stoffwechsel zu schaden. Tatsächlich kann der menschliche Körper bis zu 72 Stunden lang auf Nahrung verzichten, ohne dass der Stoffwechsel beeinträchtigt wird, das haben Studien ergeben.

Mythos Nummer 4: Weniger essen bedeutet, gesünder zu essen

Weniger zu essen, kann zwar beim Abnehmen helfen, den Stoffwechsel unterstützt ein plötzliches Kaloriendefizit jedoch nicht. Im Gegenteil sogar, denn eine plötzliche und drastische Veränderung in der Kalorienzufuhr kann dem Stoffwechsel sogar schaden. Vielmehr geht es darum, das Richtige zu den richtigen Zeiten zu verzehren und gleichzeitig auf eine hochwertige und ausreichende Bewegung zu setzen.

Mythos Nummer 5: Der Stoffwechsel ist bei Männern und Frauen gleich

Heutzutage wird die Gleichstellung von Männern und Frauen immer wichtiger, wobei oftmals vergessen wird, dass es tatsächlich physiologische Unterschiede zwischen den beiden Geschlechtern gibt – und das ist auch gut so! Dass es dem einen Geschlecht manchmal leichter fällt, Gewicht zu verlieren oder Muskeln aufzubauen, hängt aber nicht mit dem Stoffwechsel zusammen, sondern mit der Muskelmasse, den Knochen und dem Alterungsprozess des jeweiligen Menschen. Genauso wenig wie der Stoffwechsel bei Frauen und Männern nicht immer gleich ist, ist er auch selbst unter Männern oder unter Frauen nicht immer gleich. Dafür gibt es einfach zu viele verschiedene Stoffwechseltypen, die sich auf unterschiedliche Art und Weise bemerkbar machen und, wie du inzwischen weißt, teilweise genetisch bestimmt sind.

Mythos Nummer 6: Lebensmittel X regt den Stoffwechsel am besten an

Bestimmten Lebensmitteln, wie zum Beispiel dem Grünen Tee, werden nachgesagt, dass sie den Stoffwechsel anregen und ein wahrer Boost für unseren Metabolismus sein sollen. Tatsächlich gibt es bestimmte Lebensmittel, die auch auf den nachfolgenden Seiten beschrieben werden, die den Stoffwechsel anregen. Dabei können diese Stoffwechsel- anregenden Lebensmittel jedoch keine Wunder bewirken, denn sie helfen dir nur, wenn auch deine Ernährung und deine Bewegung übereinstimmen. Wer nur Fast-Food isst und meint, dass die Tasse Grüner Tee am Morgen die Kaloriensünde ausgleicht, der ist auf dem falschen Weg.

Mythos Nummer 7: Kardio-Training hilft beim Abnehmen

Ab aufs Fahrrad, zum Rudern oder aufs Laufband – Kardio hält uns fit und stärkt unsere Ausdauer, doch hilft es auch beim Abnehmen? Auch wenn wir durch die Runde Joggen ordentlich Kalorien verbrennen können, sind Kardio-Sportarten nicht unbedingt jene, die den Stoffwechsel anregen. Damit dein Metabolismus in Schwung kommt, musst du nämlich Muskeln aufbauen, denn das Muskelgewebe ist metabolisch aktiver als die Zellen des Fetts. Der Aufbau deiner Muskeln funktioniert natürlich am besten mit dem Krafttraining. Wer mehr Muskeln hat, der hat übrigens auch einen höheren Grundumsatz, was eine kleine Extra-Hilfe beim Verlieren von Pfunden darstellt.

Die Auswirkung von Stress auf den Stoffwechsel

Der Stoffwechsel ist ein Prozess im menschlichen Körper, der von vielen Faktoren beeinflusst werden kann. Deine Ernährung, deine Bewegung, deine Gene aber auch dein Stresslevel können sich somit auf deinen Stoffwechsel auswirken und ihn beschleunigen oder verlangsamen. Insbesondere der Stress ist dabei ein Faktor, den viele Menschen außen vorlassen oder ignorieren, dabei kann sich dauerhafter Stress sehr negativ auf den Metabolismus auswirken. Schauen wir uns einmal genauer an, wieso.

Wer unter Stress steht, der ist leistungsfähiger und dessen Körper hat in diesem Zeitraum das Potential, Höchstleistungen zu vollbringen. Stress ist somit grundlegend nicht schlecht und stellt in der Evolutionsgeschichte des Menschen, ähnlich wie das Adrenalin in Gefahrensituationen, eine wichtige Grundlage für unser Überleben dar. Immer wieder stehen wir auch heute noch unter Stress – die Abgabe auf der Arbeit ist noch nicht fertig, der Stau will sich einfach nicht auflösen und die Schwiegermutter wartet schon am Terminal am Flughafen oder der Tag ist von vorne bis hinten durchgeplant und es gibt keine Erholungsphasen. Stress hilft uns, all jene Situationen zu meistern, ohne zu verzweifeln. Wer jedoch dauerhaft, also chronisch, unter Stress steht, der schadet seinem Körper und auch seinem Stoffwechsel. Grund dafür ist das Hormon, das produziert wird, wenn wir in uns in anstrengenden Situationen befinden: Cortisol. Der Körper benötigt in Stresssituationen überdurchschnittlich viel Energie, weswegen das Stresshormon Cortisol ausgeschüttet wird und dafür sorgt, dass die Glukoseproduktion

in der Leber angeregt wird. Dadurch steigt der Blutzuckerspiegel an und dem Körper steht jederzeit ausreichend
Energie zur Verfügung. Wer nun dauerhaft unter Stress
steht, dessen Körper beginnt, Energie einzulagern, anstatt
zu verbrennen. Das tut der Körper, um im Notfall ausreichend Reserven zu haben, die in Stresssituationen
angezapft werden können. Wie du dir nun vielleicht schon
denken kannst, bringt chronischer Stress also nicht nur
deinen Stoffwechsel durcheinander, er kann sogar dafür
sorgen, dass du zunimmst. Darüber hinaus neigen wir
dazu, in Stresssituationen mehr zu essen. Auch ein sol-
ches Verhalten lässt sich zum Teil auf unsere Evolution
zurückführen, denn in Ausnahmezuständen war es oftmals
sinnvoll, Energie in Form von Nahrung zu tanken und dem
Körper eine gute Energiegrundlage zur Verfügung zu stellen. Ein weiterer Faktor, neben chronischem Stress und
den dazugehörigen schlechten Ernährungsgewohnheiten,
ist mangelnder Schlaf. Wer unter Stress steht, der schläft
häufig schlecht. Andersherum kann ein schlechter Schlaf
auch unser Stresslevel erhöhen – es handelt sich also
um einen Teufelskreis. Vielen fällt es schwer, aus diesem
auszubrechen.

Stress können wir tatsächlich nie vollständig vermeiden,
denn er hat eine wichtige Funktion für unseren Körper und
für unser Leben. Wer sich jedoch dabei ertappt, dauerhaft unter Stress zu stehen, der sollte versuchen, seine
Gewohnheiten zu ändern oder professionelle Hilfe auf-
suchen. Experten weisen übrigens darauf hin, dass es
bereits reichen kann, einige Male tief durchzuatmen oder
in anstrengenden Momenten beruhigende Musik zu hören.
Auch Sportarten wie Yoga sowie regelmäßige Spaziergänge
und Aufenthalte in der Natur und auch die Meditation
können dir dabei helfen, deinem Körper mehr Ruhe zu
geben und deinen Stoffwechsel in Balance zu halten.

Stoffwechsel beschleunigen

Der Stoffwechsel ist überaus wichtig für den menschlichen Körper, so viel hast du durch das Lesen dieses Buches bis jetzt bestimmt schon gemerkt. Insbesondere ein verlangsamter oder eingeschlafener Stoffwechsel kann die Lebensqualität enorm mindern und viele gesundheitliche Probleme hervorrufen. Zunächst ist es für dich selbst natürlich wichtig, nachzuvollziehen, wieso dein Stoffwechsel langsamer ist, als er sein sollte. Die verschiedenen Ursachen, die hinter einer Störung oder einer Verlangsamung des Stoffwechsels liegen können, hast du bereits kennengelernt. Solange du ausschließen kannst, dass dein Stoffwechsel von anderen Erkrankungen, wie einer Schilddrüsenunter- oder -überfunktion oder ähnlichem eingeschränkt ist – in solch einem Fall ist es natürlich ratsam, sich zunächst mit einem Arzt auseinanderzusetzen – ist es für dich nun an der Zeit, zu lernen, wie du deinen Stoffwechsel wieder ankurbeln und beschleunigen kannst.

Grundlegend gibt es einige Faktoren, die den Stoffwechsel beeinflussen können, dabei handelt es sich auch in vielen Fällen um gängige und bekannte Hausmittel, die sich einfach und unkompliziert in den Alltag integrieren lassen und deinen Stoffwechsel schnell unterstützen und ihn somit ein Stück weit beschleunigen können. Dabei wirkt natürlich nicht jeder Tipp bei jedem auf eine gleiche Art und Weise, denn genauso individuell, wie du bist, ist auch dein Stoffwechsel einzigartig und reagiert gegebenenfalls anders, als es der Stoffwechsel deines Nachbarn oder deines Freundes tun würde.

Sechs Tipps für die Aktivierung deines Stoffwechsels

Trinken, trinken, trinken

Wusstest du, dass bis zu 85% deines Körpers aus Wasser besteht? Dieser Fakt ist kaum zu glauben, schließlich fühlen wir uns bei weitem nicht weich oder flüssig an – tatsächlich ist aber Wasser die Grundlage aller Vorgänge und aller Substanzen in deinem Körper. Dies ist auch der Grund, wieso die Weltgesundheitsorganisation eine grundlegende Empfehlung dafür ausgesprochen hat, mindestens 1,5 Liter Flüssigkeit am Tag zu sich zu nehmen. Dabei sollten die aufgenommenen Flüssigkeiten natürlich nicht ausschließlich aus zuckerhaltigen Säften, Softdrinks oder koffeinhaltigen Getränken wie Kaffee bestehen, sondern sich aus Mineralwasser und ungesüßten Tees zusammensetzen. Darüber hinaus solltest du das Mindestmaß von 1,5 Litern nicht auf einmal trinken, sondern in kleinen Mengen über den Tag verteilt konsumieren. Viel zu trinken ist dabei auch sehr wichtig für einen guten Stoffwechsel. In erster Instanz unterstützt eine ausreichende Flüssigkeitszufuhr deine Verdauung und erhöht sogar deinen Grundumsatz. Somit reichen schon 500 Milliliter Flüssigkeit aus, um den Energieverbrauch deines Körpers für die darauffolgende Stunde um 24 Prozent zu erhöhen. Darüber hinaus hilft das Trinken sogar beim Abnehmen: Wer 30 Minuten vor der Mahlzeit ein Glas Wasser konsumiert, ist in der Regel schneller satt und isst dementsprechend weniger. In einer Studie nahm die Gruppe, die vor der Mahlzeit ein Glas Wasser trank, bis zu 44 Prozent mehr ab als die Teilnehmer in der Vergleichsgruppe, die kein Wasser vor der Mahlzeit tranken.

Besonders effektiv und anregend für deinen Stoffwechsel ist übrigens kaltes Wasser. Der Körper muss dieses nämlich auf die Körpertemperatur erwärmen, wofür er mehr Energie aufbringen muss. Auch Tees, wie der Grüne Tee, eignen sich sehr gut als Flüssigkeitszufuhr für den Stoffwechsel, denn er hilft, das aufgenommene Fett in freie Fettsäuren umzuwandeln.

Proteinreiche Mahlzeiten

Wer seinen Stoffwechsel unterstützen möchte, der sollte auf keinen Fall auf Mahlzeiten verzichten (solange diese im Rahmen des Grund- beziehungsweise Leistungsumsatzes sind), denn der Stoffwechsel kann durch unsere Nahrung richtig in Fahrt gebracht werden. Ein Grund hierfür ist der TEF – der sogenannte Thermic Effect of Food. Dieser Effekt entsteht dadurch, dass der Körper bereits nach der Nahrungsaufnahme Energie aufwenden muss, um diese zu verwerten. Während dabei bei der Aufnahme von Kohlenhydraten und Fetten maximal fünf bis 15 Prozent der aufgenommenen Energie direkt wiederverwendet werden, ist der Prozentsatz bei Proteinen deutlich höher: 20 bis 35 Prozent der aufgenommenen Energie durch Proteine werden für den Stoffwechsel umgehend wiederverwendet. Natürlich können diese Angaben von Person zu Person unterschiedlich sein oder schwanken, es handelt sich jedoch um einen groben Richtwert, der dir bei der Wahl deiner Mahlzeiten für die Unterstützung deines Stoffwechsels behilflich sein kann.

Scharf und noch schärfer

Hast du schon einmal in eine richtig scharfe Chilischote gebissen und im Anschluss gemerkt, wie dein Puls in die Höhe schnellt und du ins Schwitzen gerätst? Die Oxford-Brookes- Universität hat zu diesen feurigen Lebensmitteln in Bezug auf den Stoffwechsel eine Studie erstellt und herausgefunden, dass die Zugabe von Chili den TEF – den Thermic Effect of Food, von dem du bei den proteinreichen Mahlzeiten bereits gelernt hast – um bis zu 50 Prozent gesteigert hat. Dies kann dir helfen, Gewicht zu verlieren oder dein Gewicht zu halten. Die eine oder andere scharfe Mahlzeit bringt also nicht nur Abwechslung in deinen Alltag, sondern auch Schwung in deinen Kreislauf.

Reichlich Bewegung und Sport

Dieser Punkt ist einer, den vor allem Couch Potatoes nicht sonderlich gerne hören oder lesen, aber: Eine ausreichende Bewegung ist überaus wichtig für eine gute Gesundheit und einen hochwertigen Stoffwechsel. Auch hierfür hat die WHO, die Weltgesundheitsorganisation, eine Empfehlung ausgesprochen: Erwachsene Menschen sollten sich in der Woche mindestens 2,5 Stunden lang mäßig intensiv oder alternativ mindestens 75 Minuten lang sehr intensiv körperlich betätigen. Darüber hinaus gilt hier die Regel, dass mehr – zumindest in einem gesunden Rahmen – nicht schaden kann und es dir einen gesundheitlichen Nutzen bringt, wenn du dich pro Woche mindestens fünf Stunden lang mäßig intensiv oder 2,5 Stunden lang intensiv sportlich betätigst. Darüber hinaus ist es für einen guten Stoffwechsel auch sinnvoll, zweimal pro Woche auf ein Krafttraining zu setzen, welches die Hauptmuskeln stärkt und trainiert. Insbesondere das HIIT, das High Intensity Interval Training, soll den Stoffwechsel effektiv anregen, denn bei dieser Sportart gib es den sogenannten Nachbrenneffekt. Dieser bezeichnet die Aktivität des Stoffwechsels, die auch nach der körperlichen Betätigung eine ganze Weile stark erhöht ist.

Grundlegend musst du dir jetzt nicht unbedingt direkt eine Mitgliedschaft in einem Fitnessstudio organisieren oder teuer in diverse Sportprogramme investieren. Bereits alltägliche Bewegung eignet sich gut dafür, deinen Stoffwechsel immer wieder ein kleines bisschen anzukurbeln. Wer zum Beispiel lange im Büro am Schreibtisch sitzt, sollte nach Möglichkeit versuchen, den Fahrstuhl links liegen zu lassen und stattdessen die Treppen zu nehmen. Auch den Weg zur Arbeit zu Fuß oder mit dem Fahrrad zu bewältigen, anstatt sich schnell ins Auto zu setzen, kann dazu beitragen, dass dein Stoffwechsel angekurbelt wird. Hier geht es natürlich auch immer um deine Möglichkeiten und um deine Kreativität – so kannst du zum Beispiel auch kleine Yoga-Übungen in deine Mittagspause integrieren oder nach Möglichkeit bestimmte Zeiten im Stehen arbeiten. Merke dir also: Je mehr du dich bewegst, selbst wenn es nur ganz leichte Bewegungen wie das Gehen oder Stehen sind, desto mehr unterstützt du deinen Stoffwechsel.

Ausreichend Schlaf

Wie du bereits lernen durftest, ist Schlaf für einen gesunden Körper überaus wichtig. Unser Stresslevel senkt sich deutlich, wenn wir ausreichend und gut schlafen. Auch dein Stoffwechsel profitiert von einem guten Schlaf, denn, wenn wir ruhen, kommt unser Metabolismus so richtig in Schwung. Insbesondere der tiefe, zusammenhängende Schlaf, den wir meistens in den ersten drei Stunden nach dem Zubettgehen erleben, ist entscheidend für einen guten Stoffwechsel. Dies liegt einerseits daran, dass unser Körper im Schlaf unsere Muskeln regeneriert, wodurch die Hormone Leptin und Ghrelin ausgeschüttet bzw. reguliert werden, die unser Hunger- und Sättigungsgefühl regulieren. Andererseits kann ein unruhiger oder gar fehlender Schlaf dafür sorgen, dass das Hormon Ghrelin, welches als Appetitanreger gilt, vermehrt produziert wird, wodurch unser Appetit erhöht wird. Grundlegend lässt sich sagen, dass ein guter Schlaf dich zwar nicht automatisch abnehmen lässt, jedoch kann im Umkehrschluss ein mangelnder oder schlechter Schlaf dazu führen, dass die Entstehung von Übergewicht begünstigt wird. Ein weiteres Argument für guten Schlaf ist, dass unser Körper während der Nachtruhe unseren Blutzuckerspiegel reguliert. Schlafen wir schlecht, steigt der Blutzuckerspiegel also an, wodurch unsere Schilddrüse mehr Insulin ausschütten muss, was dazu führen kann, dass die Insulinresistenz über einen langen Zeitraum so weit gesteigert wird, dass der Körper an Diabetes erkrankt.

Das Thema Schlaf ist dabei leider nicht einfach, denn viele Menschen leiden an Ruhelosigkeit und Schlafproblemen. Falls es auch dir so geht, kannst du einige kleine Tipps beachten, die dir eine gute Grundvoraussetzung für einen guten und erholsamen Schlaf bieten:

- Versuche nach Möglichkeit, immer zu gleichen Zeiten zu Bett zu gehen und am nächsten Morgen wieder aufzuwachen. Dein Körper gewöhnt sich schnell an deine Schlafroutine und wird somit auch abends zur richtigen Zeit schneller müde.
- Schaffe eine ruhige und kühle Umgebung in deinem Schlafzimmer.

- Trage bequeme und atmungsaktive Kleidung zum Schlafen (oder gar nichts, wenn dir das lieber ist).
- Vermeide den Konsum von Koffein oder zu hohe Dosen Teein vor dem Schlafengehen (Auch Grüner oder Schwarzer Tee hält dich wach, weil das enthaltene Teein chemisch identisch mit dem Koffein aus Kaffee oder Energydrinks ist).
- Vermeide den Konsum von Alkohol vor dem Schlafengehen, denn Alkohol mindert die Aktivität deines Stoffwechsels und dieser ist während des Schlafens in der Regel am aktivsten.
- Iss leichte Kost vor dem Schlafen gehen. Viele Kohlenhydrate oder fettige Speisen sorgen dafür, dass du unruhig schläfst. Eine leichte Kost, wie Salate, Suppen oder Rohkost, eignen sich deutlich besser als Mahlzeit vor dem Schlafengehen.

Der Schritt ins kalte Wasser

Eine weitere und ganz einfache Möglichkeit, deinen Stoffwechsel zu unterstützen und anzukurbeln, lässt sich in deiner Dusche finden. Genau genommen im Wasser deiner Dusche, denn sobald dieses in kalter Form über dich strömt, erhöht es auch deinen Metabolismus. Der Grund lässt sich erneut in der Temperatur finden, denn dein Körper muss sich nach einer kalten Dusche wieder aufwärmen und benötigt dafür natürlich mehr Energie. Bereits 30 Sekunden unter kaltem Wasser genügen übrigens schon und du beschleunigst nicht nur deinen Stoffwechsel, sondern stärkst auch dein Immunsystem, kurbelst deinen Kreislauf an und wirst, insbesondere morgens, so richtig wach!

Ernährung

Kaffee, Chili, Grapefruit und Mandeln – was haben all diese Lebensmittel gemeinsam? Ihnen wird nachgesagt, den Stoffwechsel ankurbeln zu können. Inzwischen weißt du eine Menge über den Stoffwechsel generell und konntest mit Sicherheit auch schon feststellen, wie du deinen eigenen Stoffwechsel einordnen kannst. Darüber hinaus weißt du nun auch, dass der Stoffwechsel überaus komplex funktioniert und nicht ausschließlich einseitig beeinflusst werden kann. Ebenso, wie deine körperlichen Abläufe ein Zusammenspiel aus vielen verschiedenen Faktoren darstellen, wird auch einer der lebensnotwendigsten Abläufe – der Stoffwechsel – von vielen unterschiedlichen Faktoren beeinflusst. Einen Faktor stellt die körperliche Betätigung dar, einen weiteren deine Hormone. Auch dein Schlaf oder dein Stressmanagement beeinflussen deinen Stoffwechsel. Schlussendlich stellt jedoch die Ernährung den größten Faktor dar, mit welchem du deinen Stoffwechsel beeinflussen und ankurbeln kannst. Dabei geht es natürlich nicht ausschließlich darum, ab sofort nur noch Kaffee, Chili und Mandeln zu essen – wie genau eine Ernährung für einen hochwertigen Stoffwechsel aussehen sollte, welche Lebensmittel deinen Metabolismus fördern und welche ihn bremsen, wirst du auf den nachfolgenden Seiten dieses Ratgebers lernen. Darüber hinaus wirst du auch einige leckere und abwechslungsreiche Rezepte finden, mit denen die Ernährung für einen guten Stoffwechsel ganz einfach wird und für gute Laune auf deinem Teller sorgt.

Wie funktioniert mein Magen-Darm-Trakt?

Wusstest du, dass dein Magen-Darm-Trakt ganze sechs Meter lang ist? Auf diesen sechs Metern innerhalb unseres Körpers laufen Tag und Nacht wichtige Prozesse ab, die dafür sorgen, dass unser Körper aus der Nahrung, die wir uns mit der Gabel in den Mund stecken, gewinnt, was er zum Überleben benötigt. Doch wie lange dauert die Verdauung eigentlich und wie schafft es der Körper, aus Vollkornbrot, Gurke und Käse das herauszuholen, was wir zum Überleben benötigen? Wir nehmen unsere Verdauung einmal genauer unter die Lupe.

Das Verdauungssystem unseres Körpers sorgt dafür, dass die Nahrung, die wir aufgenommen haben, vom Körper verwertet und aufgenommen werden kann. Dafür wird sie in unserem Verdauungstrakt Schritt für Schritt zerkleinert und enzymatisch aufgespalten. Die Reise beginnt in unserem Mund und endet schlussendlich auf dem stillen Örtchen – von Start bis Ende dieser Reise passiert jedoch einiges!

Verdauungsstation Nummer 1: der Mund

Die erste Vorarbeit für unsere Verdauung übernimmt unser Mund, denn unsere Zähne zerkleinern die aufgenommene Nahrung auf mechanische Art und Weise. Durch das Kauen vermischen wir darüber hinaus die zerkleinerte Nahrung mit dem Speichel in unserem Mund. Dieser enthält bereits Verdauungsenzyme, wie zum Beispiel das Enzym Ptyalin, und reichert unseren Nahrungsbrei damit an.

Verdauungsstation Nummer 2: die Speiseröhre

Die Speiseröhre hat für die Verdauung eine weiterleitende Funktion, denn sie hilft dem Speisebrei aus unserem Mund, in den Magen zu gelangen.

Verdauungsstation Nummer 3: der Magen

Schon bevor die Nahrung über die Speiseröhre in den Magen gelangt, fängt dieser bereits an, zu arbeiten. Allein der Geruch und das Bild des Essens auf dem Herd können nämlich dafür sorgen, dass die Säureproduktion unseres Magens angeregt wird und dieser beginnt, zu arbeiten. Sobald das zerkaute Käsebrot und das Spiegelei vom Frühstück also über die Speiseröhre im Magen landen, wird der Speisebrei übereinander gelagert und mit der Magensäure vermischt. Diese Magensäure besteht dabei aus verschiedenen Säuren. Durch die Bewegung sowie die Magenwandmuskeln wird der Nahrungsbrei weiter komprimiert und in Richtung Magenausgang und Dünndarm weitergeleitet. Die aufgenommene Nahrung verbleibt übrigens für vier bis fünf Stunden in deinem Magen, bis sie weitergeschickt wird. Das erklärt, wieso du nach einem üppigen Essen in der Regel nicht direkt im Anschluss Lust hast, noch mehr Nahrung zu dir zu nehmen. Damit die Nahrung nicht mehr zurück in die Speiseröhre gelangen kann, verfügt der Magen darüber hinaus über einen Muskel, den Verschlussmuskel. Ein weiterer Muskel, der Pförtnermuskel, sorgt dafür, dass der Speisebrei im Magen nicht zu früh in den Dünndarm weitergelangt.

Verdauungsstation Nummer 4: der Dünndarm

Im Dünndarm nimmt unsere Verdauung für die nachfolgenden sechs Stunden so richtig Fahrt auf, denn hier laufen die Hauptverdauungsvorgänge ab. Zunächst gelangt der Nahrungsbrei in den Zwölffingerdarm, wo er mit Bauchspeichel, welcher in der Bauchspeicheldrüse hergestellt wird, vermengt wird. Beim Bauchspeichel handelt es sich um eine klare Flüssigkeit, welche Enzyme beinhaltet, die die aufgenommenen Kohlenhydrate, Proteine und Fette abbauen. Vom Zwölffingerdarm aus gelangt die Nahrung weiter in den Leerdarm. Hier werden die Nährstoffe und das Wasser aus der aufgenommenen Nahrung resorbiert. Alles, was nicht resorbiert werden kann, gelangt weiter in den Krummdarm, welcher erneut Wasser und Gallensäuren aus der Nahrung zieht und den Nahrungsbrei weiter verdaut. Insgesamt werden im oberen Verdauungstrakt, zusätzlich zu der Flüssigkeit aus der Nahrung und dem Trinken, weitere fünf Liter an Verdauungssäften verwendet. Auch die Leber und die Gallenblase steuern hierfür Flüssigkeit für die Verdauung im Zwölffingerdarm bei.

Verdauungsstation Nummer 5: der Dickdarm

Unsere aufgenommene Nahrung ist immer noch nicht fertig verdaut, denn die nächste Station auf ihrer Reise stellt der Dickdarm dar. Dieser legt sich Hufeisen-förmig um den Dünndarm. Im Dickdarm, welcher auch Kolon genannt wird, verbleibt der Nahrungsbrei weitere sechs bis sieben Stunden und wird quasi im Zeitlupentempo weiterverarbeitet. So wird langsam, aber sicher, so viel Wasser wie nur möglich aus dem Nahrungsbrei gezogen, welches dann wieder an den Körper zurückgegeben wird.

Verdauungsstation Nummer 6: der After

Alle unverdaulichen Bestandteile unserer Nahrung sowie Bakterien werden nun zur unbeliebten Hinterlassenschaft auf dem stillen Örtchen komprimiert, welche ihren Weg nur noch durch den After finden muss. Der Kot besteht dabei übrigens nur noch aus unverdauter Nahrung, Schleim und Bakterien, wobei die Hälfte des Gewichts unseres Stuhls von Bakterien ausgemacht wird, welche sich in unserer Darmflora befinden und somit bei der Verdauung helfen. Auch am Blinddarm passiert der unverdauliche Nahrungs- brei, jedoch hat der Blinddarm keine große Funktion für unsere Verdauung, er dient maximal der Abwehr von Krankheitserregern.

Wissenswerte Fakten zur Verdauung

Wieso grummelt mein Magen, obwohl ich gerade erst etwas gegessen habe? Und warum wird der Darm als unser zweites Gehirn bezeichnet? Um unsere Verdauung ranken sich viele Mythen und Halbwahrheiten, aber auch einige gute und wissenswerte Informationen – schauen wir uns einmal genauer die wichtigsten Fakten zu unserer Verdauung an:

1. **Das Magengrummeln nach der Mahlzeit:** Eigent- lich verstehen wir das Knurren oder Grummeln unseres Magens als eine Aufforderung, endlich wieder Nahrung zu uns zu nehmen, denn unser Bauch macht sich bemerkbar, wenn wir Hunger haben. In einigen Fällen werden die Bewegungen und Geräu- sche unseres Magens jedoch missverstanden, denn

auch, wenn der Magen gefüllt ist, grummelt er. Das liegt nicht daran, dass er nach noch mehr Nahrung verlangt, sondern dass er die aufgenommene Nahrung bereits verarbeitet. Durch die Bewegung, die durch die ständigen Kontraktionen der Magen-Darm-Wände ausgelöst wird, können nämlich genauso Geräusche wie das Knurren oder Grummeln entstehen, wie sie aufkommen, wenn wir großen Hunger verspüren.

2. **Das zweite Gehirn des Menschen:** Unser Darm beinhaltet über 100 Milliarden Neuronen und besitzt somit mehr Nervenzellen als unser Gehirn. Mit diesem steht der Darm jedoch dauerhaft in regem Kontakt. Hierfür gibt es den sogenannten Vagusnerv, welcher für einen regen Austausch zwischen Darm und Gehirn sorgt. Nicht nur das, damit unser Darm Informationen übertragen kann, nutzt er die gleichen Neurotransmitter wie unser Gehirn – jene Neurotransmitter fungieren als Botenstoffe und Kommunikationsmittel in unserem Nervensystem. An der Aussage, dass der Darm also das zweite Gehirn des menschlichen Körpers ist, ist also wirklich etwas dran!

3. **Eine gute Verdauung = ein gutes Immunsystem:** Die Verdauung bietet die größte Kontaktfläche für unseren Körper mit der „Außenwelt", denn so gut wie alles, was wir aufnehmen, wandert in unseren Verdauungstrakt. Insbesondere der Dünndarm stellt dabei eine große Kontaktfläche dar. Genauso, wie unsere Haut uns vor dem Eindringen von Keimen und Bakterien schützt, ist auch der Darm dafür da, die Keime, die durch die Nahrung aufgenommen werden, nicht in das System unseres Körpers eindringen zu lassen. Menschen, die zum Beispiel an einer Verdauungsstörung leiden, besitzen oftmals ein schlechtes Immunsystem, wodurch die Gefahr, an Entzündungen oder Infekten zu erkranken, deutlich ansteigt. Damit Giftstoffe, Viren und potentiell gefährliche Keime vom Darm abgewehrt werden können, befinden sich mehr als 80 Prozent aller

Immunzellen des Körpers im Darm sowie im Wurm-fortsatz – die Verdauung ist also ein maßgeblicher, wenn nicht sogar der wichtigste, Faktor für die Instandhaltung unseres Immunsystems und somit für unsere Gesundheit.

4. **Mit guten Darmbakterien zu guten Immun-zellen:** Wusstest du, dass deine Darmbakterien die Zellen deines Immunsystems trainieren? Das liegt daran, dass täglich viele neue Immunzellen im Verdauungssystem des Körpers gebildet werden. Im Anschluss werden diese Zellen quasi trainiert und dieses Training übernehmen die Bakterien in unse-rem Darm. Wer eine gesunde Verdauung besitzt, der kann sich über bis zu 500 verschiedene Bakterienar-ten in seinem Darm freuen – Bakterien sind natürlich nicht ausschließlich böse oder schlecht für unsere Gesundheit. Insbesondere im Darm ist eine Vielfalt an Bakterien wichtig, denn je mehr Bakterienarten sich in unserem Verdauungstrakt tummeln, desto besser können die Immunzellen trainiert werden. Wer regelmäßig Antibiotika zu sich nimmt, eine Ballaststoff-arme Ernährung führt oder dauerhaft unter Stress steht, kann dafür sorgen, dass die guten Bakterien im Darm immer weniger werden. Mit probiotischen Lebensmitteln, welche Milchsäure-oder Bifidobakterien beinhalten, kann die Darmflora jedoch wieder gestärkt werden, wodurch auch die Verdauung und das Immunsystem eine Stärkung erfahren.

5. **Die dauerhafte Erneuerung des Darms:** Unser Magen-Darm-Trakt leistet rund um die Uhr schweiß-treibende Arbeit – Nahrung muss transportiert, Nährstoffe herausgefiltert, Immunzellen gebildet und Keime abgewehrt werden. Das ist keine leichte Arbeit und wirkt sich auch auf das Gewebe aus. Die Zellen unserer Darmschleimhaut besitzen somit eine geringe Lebensdauer, weswegen zum Beispiel alle drei Tage ein kompletter Austausch unserer Darm-schleimhaut stattfindet. Einige Zelltypen unseres Verdauungstraktes erneuern sich sogar bereits nach 36 Stunden.

6. **Gute Verdauung = gute Laune:** Eine gute Verdauung sorgt nicht nur dafür, dass unser Körper sich gut fühlt und gesund ist, sie sorgt auch dafür, dass wir glücklich sind und gute Laune haben. Fast 95 Prozent des Hormons Serotonin, welches auch das Glückshormon genannt wird, wird in unserem Darm produziert. Damit unser Verdauungssystem diese Botenstoffe bilden kann, benötigt es natürlich eine ausreichend große Zufuhr an Mineralstoffen, Vitaminen und Aminosäuren. Die Aussage, dass Liebe bekanntlich durch den Magen geht, ist also gar nicht so weit hergeholt.

7. **Der Darm als Umzugsunternehmer:** Würde unser Darm als ein Umzugsunternehmer arbeiten, würde er den Markt mit seinen Spitzenleistungen absolut dominieren! Im Verlaufe eines Erwachsenenlebens reisen insgesamt 50.000 Liter Flüssigkeit in Form von Getränken durch unser Verdauungssystem. Dazu kommen ungefähr 30 Tonnen Speisen sowie kiloweise Schadstoffe und Keime, die durch unsere Verdauung nicht nur weitergeleitet, sondern auch sortiert und gefiltert werden.

Tipps für eine bessere Verdauung

Wie du inzwischen weißt und auch mehrmals lesen durftest, ist die Verdauung nicht mit dem Stoffwechsel zu verwechseln oder gleichzusetzen. Stattdessen kann die Verdauung jedoch als eine Vorstufe für unseren Stoffwechsel angesehen werden, denn sie bietet die Grundlagen und bereitet alle wichtigen Prozesse vor, die vom Stoffwechsel weitergeführt werden. Eine gute Verdauung sorgt somit auch für einen guten Stoffwechsel, weswegen du nachfolgend einige Tipps findest, mithilfe derer du deine Verdauung unterstützt und förderst und deinem Metabolismus somit die besten Voraussetzungen bietest.

1. **Gut gekaut ist halb verdaut:** Die Verdauung beginnt nicht erst im Magen, sondern bereits im Mund. Wer seine Nahrung also gut kaut und nicht in großen Stücken herunterschlingt, nimmt seinem Magen etwas Arbeit ab. Als Faustregel gilt: Jeder

Bissen Nahrung sollte ungefähr 20-mal gekaut werden.

2. **Wer langsam isst, ist schneller satt:** Naja, so ganz stimmt diese Aussage nicht, aber sie beschreibt das Endergebnis. Wer nämlich in Ruhe isst, sein Essen genießt und dabei ausgiebig kaut, der nimmt sein natürliches Sättigungsgefühl besser wahr. Das Gefühl des Vollseins setzt dabei frühestens nach 20 Minuten nach dem Essen ein. Wer also langsamer isst, der kann besser auf seinen Körper hören und überfüllt den Magen nicht zu stark. Stelle dir einen Sack voller Linsen und Reiskörner vor: Wenn der Sack bis zum Bersten gefüllt ist, wird es dir schwerfallen, die Linsen und Reis miteinander zu vermengen, denn im Sack herrscht nicht ausreichend Platz, der es einzelnen Reiskörnern oder Linsen erlaubt, sich zu bewegen. Ist der Sack jedoch nur zur Hälfte oder zu Dreivierteln mit Reis und Linsen gefüllt, lässt er sich leichter schütteln und bewegen und die unterschiedlichen Komponenten lassen sich besser miteinander vermengen. Genauso ist es bei unserem Magen. Ist dieser sehr voll, fällt es ihm schwer, den Nahrungsbrei zu bewegen und mit den Magensäften zu vermengen. Wer also langsam isst und so besser auf sein natürliches Sättigungsgefühl achten kann, der bietet seinem Magen die beste Ausgangslage für die anschließende Verdauung.

3. **Der Darm braucht Pausen:** Wer kurz nach dem Frühstück direkt einen Apfel isst, auf dem Weg zur Arbeit noch schnell den Müsliriegel genießt und auch nach dem Mittagessen nicht lange bis zur nächsten kleinen Mahlzeit wartet, der schadet seiner Verdauung, denn unser Magen und unser Darm benötigen immer wieder kleine Entspannungspausen. Versuche also, nicht ständig zu essen und immer wieder Pausen von mehreren Stunden zwischen den Mahlzeiten einzulegen. So kommt dein Magen- Darm-Trakt immer wieder zur Ruhe und kann dementsprechend bei der nächsten Mahlzeit richtig Vollgas geben.

4. **Die Wichtigkeit der Ballaststoffe:** Eine ballast-
   stoffreiche Ernährung ist das A und O für eine gute
   Verdauung, denn die löslichen und unlöslichen Ballaststoffe unserer Nahrung fördern die Verdauung
   und mindern das Risiko von Verstopfungen. Ballaststoffe, insbesondere die lösliche Variante, welche wir
   zum Beispiel in Flohsamenschalen finden, dienen
   darüber hinaus unseren Darmbakterien als Nahrung
   und fördern somit die Darmgesundheit.

5. **Wasser, Wasser, Wasser:** Auch für eine gute Verdauung gilt die Regel, dass viel Trinken viel hilft. Wie
   du bereits über den Magen-Darm-Trakt gelernt hast,
   benötigt dieser eine große Menge Flüssigkeit, um
   optimal funktionieren zu können. Du solltest somit
   am Tag mindestens 1,5 Liter Flüssigkeit, bestehend
   aus stillem Wasser sowie ungesüßten Tees, zu dir
   nehmen.

6. **Der Toilettengang-Plan:** Dieser Tipp mag zwar
   seltsam klingen, jedoch unterstützt es deine Verdau-
   ung, wenn du immer zur gleichen Zeit die Toilette für
   das „große Geschäft" aufsuchst. Dein Darm gewöhnt
   sich nämlich an deine Toilettenroutine, wodurch das
   Risiko von Verstopfungen oder Probleme mit dem
   Darm gemindert werden. Natürlich solltest du den
   Toilettengang nicht meiden, wenn es brenzlig wird.
   Jedoch kann es sich lohnen, das Bedürfnis einige
   Zeit auszuhalten, um immer zur gleichen Zeit zur
   Toilette zu gehen – der Darm ist schließlich auch ein
   Gewohnheitstier.

7. **Ein guter Schlaf = eine gute Verdauung:** Ebenso
   wie für den Stoffwechsel ist ein guter Schlaf auch
   für die Verdauung wichtig. Denn, wenn wir schlafen, erhält unser Magen- Darm-Trakt eine dringend
   benötigte Ruhephase, in welcher er sich regenerieren kann. Es bietet sich deswegen auch an, vor
   dem Schlafengehen keine fettigen oder schweren
   Mahlzeiten zu sich zu nehmen, sondern auf leichte
   Kost wie einen Salat oder eine Suppe zu setzen.
   So muss der Magen in die Nacht hinein nicht allzu

stark arbeiten und du findest erholsamen und aus-
reichenden Schlaf, der wiederum deine Verdauung
fördert.

8. **Streicheleinheiten für den Bauch:** Wusstest du,
   dass du deine Verdauung auch von außen, ohne die
   Aufnahme von Nahrung unterstützen kannst? Lege
   dich dafür auf den Bauch, winkle deine Beine an
   und streichle dir sanft in kreisenden Bewegungen im
   Uhrzeigersinn über den Bauch. Insbesondere, wenn
   du Magen- oder Darmschmerzen hast und deine
   Verdauung ein wenig anregen möchtest, kannst du
   diesen Trick verwenden.

9. **Viel Bewegung für eine gute Verdauung:** Wer
   sich reichlich bewegt, unterstützt seine Verdauung,
   denn die Bewegung unseres Magens und unseres
   Darms wird somit von unserer Bewegung von außen
   beeinflusst und vereinfacht. Dabei genügt bereits
   ein kleiner Spaziergang oder die Wahl der Treppe
   anstatt des Aufzuges.

10. **Pupse sind kein schlechtes Zeichen:** Wenn im
    Darm schwer verdauliche Bestandteile unserer Nah-
    rung abgebaut werden, entstehen Gase, die der
    Körper nicht aufnehmen kann. Leichte Blähungen
    oder Flatulenzen sind hiervon die Folge. Dass du also
    gelegentlich pupsen musst, ist ganz normal und zeigt
    dir, dass dein Verdauungssystem gut funktioniert und
    deine Darmflora in guter Anzahl vorhanden ist und
    hochwertig arbeiten kann. Erst, wenn es zu starken
    Blähungen kommt, die mit Schmerzen verbunden
    sind, solltest du dir deine Ernährung genauer anse-
    hen und vielleicht auf bestimmte Nahrungsmittel
    verzichten.

Stoffwechsel-anregende Lebensmittel von A bis Z

In diesem Kapitel wirst du den kleinen Griff in die Trickkiste kennenlernen. Dein Stoffwechsel wird natürlich, wie du inzwischen weißt, von vielen verschiedenen Faktoren beeinflusst und angetrieben oder verlangsamt. Von diesen Faktoren stellen deine körperliche Betätigung und deine Ernährung die größten Faktoren für die Beeinflussung deines Metabolismus dar. Allein das Aneignen und das Verinnerlichen der vielen verschiedenen Tipps und Informationen auf den Seiten dieses Buches bis zu diesem Punkt werden dir also helfen, deinen Stoffwechsel wieder auf Trab zu bringen. Für den extra Kick findest du in diesem Kapitel noch einmal eine Auflistung aller Lebensmittel, die dafür bekannt sind, den Stoffwechsel anzukurbeln und zu beschleunigen. Dabei solltest du deine Ernährung in Zukunft natürlich nicht ausschließlich auf die nachfolgenden Lebensmittel beschränken, denn dann würde es sich erneut um eine eher einseitige Ernährung handeln. Stattdessen ist es sinnvoll, das eine oder andere Stoffwechsel- antreibende Lebensmittel immer wieder in deinen Alltag einzubauen. So kann der Salat in der Mittagspause einige Lebensmittel beinhalten, die gut für deinen Metabolismus sind, oder auch der Snack zwischendurch kann aus Nahrungsmitteln bestehen, die deinen Stoffwechsel ankurbeln. Versuche doch einmal als kleine Challenge, pro Tag mindestens eines der nachfolgenden Lebensmittel in deine Ernährung einzubauen – du wirst schnell sehen, wie einfach sich diese Umsetzung gestaltet und wie positiv dein Stoffwechsel selbst von solch kleinen Maßnahmen beeinflusst werden kann.

- **Apfel:** Der Apfel ist ein Alleskönner voller Vitamine. Insbesondere, wenn er mit der Schale gegessen wird, gilt er als besonders basenbildend. Und als Trockenobst neutralisiert er die Säuren, die im Körper gebildet werden. Achte bei Trocken- oder Dörrobst immer darauf, dass dieses ungeschwefelt ist!
- **Avocado:** Die tropische Frucht hat inzwischen auch bei uns Einzug gehalten und ist ein gerngesehener Aufstrich auf Toast oder eine leckere Beilage im

Salat. Darüber hinaus beinhaltet die Avocado eine große Portion an gesunden Fetten, an Proteinen und Mineralstoffen. Auch lösliche und unlösliche Ballaststoffe lassen sich in der Avocado finden – diese können den Cholesterinspiegel senken.

- **Blaubeeren:** Blaubeeren enthalten erstaunlich wenig Kalorien und versorgen dich dafür mit vielen gesunden Pflanzenstoffen, denen sogar nachgesagt wird, Tumorzellen ausbremsen zu können.
- **Blumenkohl:** Dieser Kohl ist besonders ballast- und mineralstoffreich und eignet sich somit sehr gut als kohlenhydratarmer Ersatz für zum Beispiel Reis, Couscous oder weichgekocht und Püree. Achte beim Blumenkohl jedoch immer darauf, diesen nur bissfest zu garen oder ihn im Idealfall zu dünsten, damit weniger Vitamine verloren gehen.
- **Buttermilch:** In Buttermilch lässt sich der Mineralstoff Calcium finden, welcher zu einem gesunden Stoffwechsel beiträgt.
- **Chilischoten:** Dass scharfes Essen deinen Stoffwechsel anregt, weißt du inzwischen. Das Nachwürzen mit Chilischoten, Chiliflocken oder auch dem Cayennepfeffer sieht dein Stoffwechsel demnach also gerne!
- **Grüner Tee:** Grüner Tee beinhaltet Antioxidantien, welche den Blutzuckerspiegel senken und gleichzeitig deinen Stoffwechsel ankurbeln. Da grüner Tee Teein enthält, welches wirkt wie Koffein, ist es ratsam, zu einer entkoffeinierten Version des grünen Tees zu greifen.
- **Erdbeeren:** In Erdbeeren findest du eine hohe Konzentration an Vitamin C. Insbesondere, wenn du am Nachmittag Lust auf Süßes hast, lohnt es sich also, den Heißhunger mit den kleinen, süßen Früchten zu stillen.
- **Erdmandeln:** Die Erdmandel wird auch Tigernuss genannt und verfügt über eine Menge Ballaststoffe, die den Stoffwechsel anregen und dich lange satt machen. Erdmandeln sind eigentlich Wurzelknollen, welche du im Ganzen oder als Flocken kaufen kannst. Vor allem als Snack oder im Müsli schmeckt

dieses Nahrungsmittel besonders gut und lässt sich einfach in den Alltag einbauen.

- **Haferflocken:** In Hafer lassen sich Beta-Glucane finden, welche den Blutzuckerspiegel senken und dich lange satt machen können.

- **Ingwer:** Ingwer gilt nicht nur als ein vielseitiges Heil- und Gewürzmittel, es kann auch deinen Stoffwechsel auf Trab bringen. Ob frisch im Curry oder getrocknet im Tee – insbesondere in der kalten Jahreszeit sollte Ingwer regelmäßig auf deinem Speiseplan stehen.

- **Kaffee:** Die eine oder andere Tasse Kaffee am Morgen zügelt den Appetit und regt den Körper darüber hinaus an, mehr Energie zu verbrennen. Wenn du deinen Kaffee schwarz, also ohne Milch und Zucker, trinkst, ist das Getränk sogar sehr kalorienarm.

- **Kartoffeln:** Kartoffeln machen uns nicht nur satt, sie unterstützen den Körper auch bei der Entsäuerung und sind somit eine gesündere Beilage als Nudeln oder Reis.

- **Kokosöl:** Das Öl der Kokosnuss ist ein wahrer Alleskönner! So enthält das Kokosöl mittelkettige Triglyceride, ganz besondere Fette, die dein Körper in Ketone umwandeln kann. Diese Ketone liefern deinem Körper schlussendlich hochwertige Energie, die jedoch nicht direkt abgespeichert wird und auf den Hüften landet. Kokosöl, welches bei einer Temperatur, die leicht wärmer ist als die Raumtemperatur, flüssig wird, kurbelt deinen Stoffwechsel also auf natürliche Art und Weise an.

- **Kurkuma:** Das Gewürz, welches aus der Gelbwurzel gewonnen wird, steckt voller gesunder Inhaltsstoffe, insbesondere die sekundären Pflanzenstoffe kurbeln dabei deinen Stoffwechsel an.

- **Leinöl:** Auch in Leinöl lassen sich viele Omega-3-Fettsäuren finden. Diese kann dein Körper nicht selber bilden und benötigt sie deswegen regelmäßig aus deiner Nahrung. Omega-3-Fettsäuren werden unter anderem für die Aufrechterhaltung eines normalen Blutdrucks benötigt.

- **Linsen:** Linsen sind besonders reich an Proteinen und machen bereits in kleinen Portionen gut satt. Darüber hinaus senken sie deinen Cholesterinlevel.
- **Mandeln:** Wenn der Hunger sich am Nachmittag meldet, sind Mandeln dein bester Freund. Sie bieten deinem Körper wertvolle Fette und bilden keine Säuren, wie es andere Nüsse tun.
- **Spargel:** Das kalorienarme Gemüse gilt als Leichtgewicht in der Küche und versorgt dich dennoch mit hochwertigen Nährstoffen, die deinem Stoffwechsel guttun.
- **Spinat (frisch):** Die vielen Ballaststoffe im frischen Spinat beleben deinen Stoffwechsel und halten dich lange satt. Eine kleine Menge Spinat in deinem Frühstücks-Smoothie reicht schon aus, um frisch und gesund in den Tag zu starten.
- **Süßkartoffeln:** Wenn wir einmal von den Kohlenhydraten absehen, sind Süßkartoffeln das perfekte Lebensmittel für einen gesunden Stoffwechsel, denn insbesondere in Kombination mit frischem Gemüse sind Süßkartoffeln die besten Basenspender!
- **Tomaten:** Das rote Gemüse schmeckt nicht nur lecker und frisch, es beinhaltet auch viele schlank-machende und gesunde Inhaltsstoffe, die deinem Stoffwechsel guttun.
- **Wasser:** Mindestens 1,5 Liter, wenn nicht sogar noch mehr Wasser, solltest du über den Tag verteilt trinken, um einen gesunden Stoffwechsel zu gewährleisten.
- **Wildlachs:** In diesem Fisch lassen sich viele Omega-3-Fettsäuren finden, welche sich positiv auf dein Herz-Kreislauf-System auswirken und eine entzündungshemmende Wirkung aufweisen.
- **Zartbitterschokolade:** Auch auf das eine oder andere Stück Schokolade musst du nicht verzichten, denn dunkle Schokolade mit einem Kakao-Anteil von mindestens 70% enthält viele Flavonoide und Koffein. Darüber hinaus besitzt sie wenig Zucker und gilt insgesamt als stoffwechselanregend und kann dich glücklicher machen. Durch den Verzehr schüttet dein Körper nämlich das Hormon Dopamin aus.

- **Zimt:** Nicht nur im Winter können wir eine Prise Zimt vertragen, denn das Gewürz senkt den Blutzuckerspiegel und verbessert die Wirkung des Insulins für deinen Körper.
- **Zitronen:** Sauer macht lustig und regt sogar den Stoffwechsel an! Aufgrund ihres hohen Vitamin-C-Gehalts und der einzigartigen Aromastoffen leisten Zitronen einen wesentlichen Beitrag zur Fettverbrennung und zur Aktivierung deines Stoffwechsels.
- **Zuckerschoten:** Die Zuckerschoten-Saison ist eine kurze, weswegen du sie jedes Jahr voll auskosten solltest! Ob roh oder gekocht, die Zuckerschote kurbelt deinen Stoffwechsel an und schmeckt lecker im Salat oder in Eintöpfen.

Stoffwechsel bremsende Lebensmittel und Gewohnheiten

Genauso sehr, wie dein Stoffwechsel von einigen kleineren Faktoren positiv beeinflusst werden kann, kann der Metabolismus auch von dem einen oder anderen Lebensmittel sowie Lebensumständen so beeinträchtigt werden, dass er langsamer wird und einschläft. Nachfolgend wird dir deswegen genauer erklärt, welche Lebensmittel deinem Stoffwechsel schaden und auf welche Alltags-Faktoren du achten solltest, damit dein Metabolismus gesund und nachhaltig arbeiten kann.

1. **Zucker – der größte Feind des Stoffwechsels:** Der Verzicht auf Zucker ist kein leichter, denn selbst in Lebensmitteln, denen wir es nicht auf den ersten Blick ansehen können, beinhalten oftmals Zucker. Je mehr Zucker du jedoch zu dir nimmst, desto höher steigt dein Blutzuckerspiegel. Ein Hormon, welches den Blutzuckerspiegel wieder eindämmt, ist dabei das Cortisol, welches dein Körper immer dann stark ausschütten muss, wenn du ein zuckerhaltiges Lebensmittel konsumiert hast. Das Problem bei einem hohen Cortisol-Spiegel ist dabei, dass dieser zu Schlafproblemen führen kann und dir sogar noch mehr Lust auf süße Nahrungsmittel machen kann. Auch Kopfschmerzen und eine reduzierte

immunologische Abwehrreaktion können die Folgen eines hohen Cortisol- Spiegels sein. Wenn dein Blutzuckerspiegel darüber hinaus regelmäßig starken Schwankungen unterliegt, kann dein Körper stressähnliche Gefühle entwickeln, wodurch du Unruhe oder Angst verspürst. Wenn es dir schwerfällt, den Zucker vollkommen vom Speiseplan zu streichen, lohnt es sich trotzdem, den Konsum zumindest einzudämmen, denn ein ausgeglichener Blutzuckerspiegel ist nicht nur gut für deinen Stoffwechsel, sondern macht dich auch glücklicher!

2. **Künstliche Süßungsmittel – mehr Hunger auf Süßes:** Wer auf Zucker verzichten möchte, kommt nicht selten auf die Idee, dieses Lebensmittel mit künstlichen Süßungsmitteln zu ersetzen. Diese Art der Süßungsmittel finden wir unter anderem auch in Light-Softdrinks vor. Uns wird vorgegaukelt, dass wir dennoch süße Speisen und Getränke zu uns nehmen können, ohne jedoch die Kalorien zu uns nehmen zu müssen. Ganz so einfach ist es jedoch nicht. Den künstlichen Süßungsmitteln wird nämlich nachgesagt, gesundheitliche Probleme wie Kopfschmerzen, Herzkreislauferkrankungen und Stoffwechselstörungen hervorzurufen. Darüber hinaus können künstliche Süßungsmittel eine Art Verlangen oder gar Sucht nach süßen und gezuckerten Lebensmitteln fördern, denn sie programmieren die Geschmacksknospen unserer Zunge quasi um. Anstatt zu künstlichen Süßungsmitteln zu greifen, bietet es sich also vielmehr an, mit natürlicher Süße wie Agavendicksaft, Honig oder Xylit zu süßen.

3. **Stark verarbeitete Kohlenhydrate – wertlose Kalorien:** Das Stück Sahne-Torte und der weiße Stuten gehören zu der Lebensmittelkategorie der stark-verarbeiteten und raffinierten Kohlenhydrate. Diese Art der Kohlenhydrate machen dich zwar schnell satt, jedoch wirst du ebenso schnell wieder Hunger verspüren, denn bei raffinierten Kohlenhydraten handelt es sich in erster Linie um leere Kalorien, die deinem Körper keinen Nährwert bieten.

Stattdessen sorgen auch sie dafür, dass der Blutzucker starken Schwankungen unterliegt. Sie enthalten auch viel Natrium, welches dich durstig macht und gleichzeitig dafür sorgt, dass dein Körper Wasser einlagert. Dadurch muss dein Herz stärker arbeiten, damit eine gute Blutzirkulation gewährleistet ist. Dass dein Herz mehr arbeiten muss, bedeutet wiederum, dass dein Blutdruck erhöht werden kann, wodurch ein allgemeines Unwohlgefühl aufkommen kann und dein Stresslevel sich erhöht. Du siehst also: Die Scheibe Stuten, das Fast-Food und auch die Torte schmecken zwar erst einmal gut, ziehen jedoch im Anschluss eine Reaktionskette mit sich, die deinem Körper nicht guttut und deinen Metabolismus stören kann. Greife bei Kohlenhydraten also lieber zu hochwertigen Produkten wie Vollkornbrot statt Stuten – dieses schmeckt genauso gut, macht dich lange satt und versorgt deinen Körper mit guten Nährstoffen.

4. **Alkohol – noch mehr Stress für deinen Körper:**
   Das eine oder andere Bier oder Glas Wein kann uns auf jeden Fall bei der Entspannung helfen und uns nach einem anstrengenden Tag beruhigen. Sollte es jedoch nicht mehr nur das eine Glas Wein sein, kann dies ungesunde Ausmaße für unseren Körper annehmen. Der Konsum von viel Alkohol regt nämlich die Produktion von Hormonen an, wodurch du dich eher unruhiger und gestresster fühlst als vor dem Konsum von Alkohol. Auch kann Alkohol deinen Blutdruck und deine Herzfrequenz erhöhen, wodurch dein Körper sich erneut gestresst fühlt. Wer darüber hinaus auch gerne mal den einen oder anderen Cocktail genießt, der konsumiert nicht nur Alkohol, sondern oftmals auch zuckerhaltige Säfte oder Softdrinks, die deinem Stresslevel und deinem Stoffwechsel mit geballter Kraft schaden können. Auch stört Alkohol deinen Schlafrhythmus – du kennst es vielleicht, denn nachdem du vielleicht viel schneller als sonst einschläfst, wachst du am nächsten Morgen dennoch verkatert auf. Das liegt daran, dass der Alkohol

in deinem Blut abgebaut werden muss, wodurch dein Körper nicht, oder nur kurz, in den Tiefschlaf gerät. All dies führt nicht nur zur Abgeschlagenheit und schlechter Laune, sondern auch zu mehr Stress. Selbstverständlich ist es absolut in Ordnung und schadet deinem Stoffwechsel auch nicht, wenn du gelegentlich Alkohol konsumierst. Achte jedoch darauf, nicht zu viel Alkohol zu dir zu nehmen und deinem Körper regelmäßig alkoholische Auszeiten zu gönnen.

5. **Koffein – der Stressmacher:** Du kommst ohne deine Tasse Kaffee morgens gar nicht in die Gänge? Das ist absolut in Ordnung, denn, wie du weißt, regt Kaffee grundlegend den Stoffwechsel an. Sobald du jedoch am Tag regelmäßig mehr als drei bis vier Tassen Kaffee trinkst, kann die positive Wirkung des Koffeins ins Negative umschlagen. Wer zu viel Koffein zu sich nimmt, fühlt sich nämlich gestresster und belastet seine Nebennieren. Auch das Nervensystem reagiert mit einem erhöhten Blutdruck und einer erhöhten Herzfrequenz auf zu viel Koffein. Das Ergebnis ist, dass du dich erneut unruhiger und ruheloser fühlst. Koffein versteckt sich übrigens nicht nur im Kaffee, sondern auch in Tees, in Energydrinks, in rezeptfreien Schmerzmitteln und auch in Schokolade.

6. **Langes Sitzen – einschläfernd für dich und deinen Stoffwechsel:** Wer lange Zeit am Schreibtisch sitzen muss, der sollte regelmäßig die Runde um den Block oder eine kleine Einheit Büro-Yoga einplanen, denn das lange Sitzen bringt deinen Körper in den Ruhemodus. Er fühlt sich quasi fast wie am Abend auf dem Sofa, kurz bevor es ins Bett geht, und schaltet schon einmal ab. Das wirst du mit Sicherheit auch selber merken, wenn du beginnst, müde zu werden, oder wenn deine Konzentration nachlässt. Wecke deinen Körper und deinen Stoffwechsel also regelmäßig auf und sorge so dafür, dass er selbst während Ruhephasen arbeitet.

7. **Schlafmangel – Gift für deinen Stoffwechsel:** Wer wenig und schlecht schläft, der gibt seinem Körper nicht ausreichend Zeit, um sich zu regenerieren und zu erholen. Auch der Stoffwechsel leidet darunter, denn Schlafmangel bringt auch die Hunger- und Sättigungshormone aus dem Gleichgewicht, wodurch du in der Regel mehr Hunger verspürst als sonst. Wie viel Schlaf du grundlegend benötigst, ist absolute Typ-Sache. Es wird grundlegend empfohlen, zwischen sechs bis acht Stunden pro Nacht zu schlafen. Einige Menschen jedoch benötigen nur fünf Stunden, während andere Menschen mindestens acht, wenn nicht sogar neun, Stunden schlafen müssen, um sich so richtig erholt zu fühlen.

8. **Diäten – der Körper im Notfallmodus:** Diäten können dir vielleicht kurzfristig beim Abnehmen helfen, sie bringen deinen Stoffwechsel jedoch so richtig durcheinander und können sogar dafür sorgen, dass du nach Ende der Diät wieder ordentlich an Gewicht zulegst und den sogenannten Jojo-Effekt erlebst. Dieser entsteht, wenn wir über einen längeren Zeitraum sehr wenig Nahrung zu uns nehmen und die Kalorienzufuhr so stark absenken, dass unser Körper denkt, wir würden uns in einer Notsituation befinden. Dadurch wiederum wird der Metabolismus soweit runtergeschraubt, dass er nur noch das Nötigste tut. Fängt der Mensch nach Ende der Diät wieder an, zu essen, wie zuvor, nimmt der Körper, der bis vor kurzem ja noch in einer Notsituation war, natürlich alles auf, was er bekommen kann, und speichert Fette für schlechte Zeiten ein. Darüber hinaus beinhalten insbesondere strikte Diäten eine sehr einseitige Ernährung – diese versorgt den Körper gegebenenfalls nicht mit allen wichtigen Nährstoffen, die auch der Stoffwechsel benötigt.

9. **Pausenloses oder unregelmäßiges Essen:** Wer heute mal um 12 Uhr und morgen erst um 18 Uhr isst, der kann dafür sorgen, dass sein Stoffwechsel aus der Balance gebracht wird. Der Grund ist auch hier, dass der Körper in eine Art Notfallmodus

geht und all das aufnimmt, was er bekommen kann. Zurückzuführen ist dies auf die evolutionäre Geschichte des Menschen, denn in Hungersnöten wurde das gegessen, was vorhanden war, und der Körper musste die aufgenommene Nahrung so gut verwerten, wie es nur geht. Wenn du das Intervallfasten ausübst, ist dies dabei nicht schlecht für deinen Stoffwechsel, denn, solange du in regelmäßigen Abständen isst, kann dein Körper sich auf diesen Rhythmus einpendeln und den Stoffwechsel darauf abstimmen. Auch das zu häufige oder dauerhafte Essen schadet deinem Stoffwechsel, denn dieser bekommt keine Pause mehr und muss auf Hochtouren arbeiten, um die aufgenommenen Nährstoffe irgendwie zu verwerten oder im Körper zu speichern.

Wie du also siehst, geht es nicht nur darum, den Stoffwechsel durch antreibende Lebensmittel und Gewohnheiten zu fördern, sondern auch die sogenannten Stoffwechsel-Bremser zu vermeiden. Wer sich nämlich ausschließlich hochwertig ernährt, sich bewegt und auf einen guten Stoffwechsel achtet und dennoch jeden Abend aufs Neue nicht auf die zweite oder dritte Flasche Bier verzichten kann, der macht all seine Erfolge zunichte. Selbstverständlich musst du nicht mit gesetzlicher Sorgfalt vorgehen und darfst nichts mehr genießen. Achte jedoch immer darauf, dass dein Konsum von Zucker, von Alkohol und von anderen Stoffwechsel-bremsenden Lebensmitteln sich in Grenzen hält und von gesunden und hochwertigen Lebensmitteln übertrumpft wird. Auch deine Gewohnheiten im Alltag sollten von guten und gesunden Gewohnheiten dominiert werden – achte darauf, dass du dich wohl, gesund und ruhig in deinem Körper fühlst, und du kannst davon ausgehen, dass es auch deinem Stoffwechsel gutgehen wird.

Tipps gegen Heißhungerattacken

Jetzt ein Stück Schokolade – oder doch gleich die ganze Tafel?! Oder ein paar Chips, von denen wir bekanntlich wissen, dass sie „süchtig" machen, sodass die meisten Menschen erst wieder aufhören können, sie zu essen, wenn die Tüte leer ist? Wenn wir von einem Moment auf den nächsten spontan starken Appetit auf bestimmte, zumeist süße oder fettige, Lebensmittel verspüren, wird grundlegend vom sogenannten Heißhunger gesprochen. Diesen Heißhunger kennen wir alle nur zu gut, denn nicht selten kommt es vor, dass wir besonders starken – oder heißen – Hunger auf das eine oder andere Lebensmittel verspüren. Dabei hat der Heißhunger nicht wirklich viel mit Hunger an sich zu tun, denn der Magen ist in der Regel still und nicht ausschlaggebend für den Appetit auf etwas Süßes oder Herzhaftes. Wir haben also keinen starken Hunger, jedoch kann der Heißhunger ein Anzeichen für einen Mangel an bestimmten Nährstoffen sein. Wem zum Beispiel bestimmte, lebensnotwendige Nährstoffe fehlen, der verspürt eventuell häufiger den starken Drang, etwas Süßes, Salziges oder auch Fettiges zu essen, und zwar schnell. Auch andere Ursachen, wie viele Mahlzeiten oder Zwischenmahlzeiten, die nur wenig Energie liefern, und auch die körperliche Anstrengung können Heißhungerattacken hervorrufen. Neben diesen Faktoren können auch hormonelle Umstellungen, wie wir sie in der Pubertät oder Frauen in der Schwangerschaft erleben, sowie Schlafmangel den kaum auszuhaltenden Appetit nach bestimmten, ungesunden Lebensmitteln antreiben. Diese Faktoren gehören alle zu den harmloseren Umständen, die Heißhunger hervorrufen können. Auch ernsthafte physische oder psychische Erkrankungen können den Heißhunger als Symptom haben: Diabetes, Schilddrüsenüberfunktion, Lebererkrankungen, Stoffwechselerkrankungen sowie die Magersucht, Bulimie oder die Binge-Eating-Störung.

Dieses Kapitel bietet dir einige Tipps und Tricks, mit denen du deinen Heißhunger bewältigen oder austricksen kannst. Sollten all diese Tipps deine Heißhungersituation nicht verbessern oder verändern können, ist es ratsam, einen Arzt aufzusuchen und dich untersuchen zu lassen, denn, wie du dir bestimmt vorstellen kannst, ist das Ausleben dieses Heißhungers für deinen Körper und deinen Stoffwechsel nicht sonderlich gesund. Wer regelmäßig seinem starken Appetit nach fettiger, salziger oder süßer Speise nachgeht, der ernährt sich nicht nur regelmäßig ungesund, sondern versorgt den Körper mit überflüssigem Zucker, ungesunden Fetten und zu hoher Menge Salz. Dadurch steigt auch der Blutzuckerspiegel schneller an und sinkt ebenso schnell, was, wie du bereits weißt, deinem Stoffwechsel schadet. Los geht es also mit den Tipps und

Tricks gegen Heißhunger und für einen gesunden Stoffwechsel. Dabei wird es zwischen den Sofortmaßnahmen und den vorbeugenden Maßnahmen unterschieden. Die Sofortmaßnahmen sollen dir in akuten Situationen helfen, den Heißhunger zu vergessen, zu besiegen oder hinter dir zu lassen, während die vorbeugenden Maßnahmen dafür sorgen sollen, dass du die Sofortmaßnahmen im Idealfall gar nicht verwenden musst.

Sofortmaßnahmen gegen Heißhunger:

1. **Das Pfefferminz-Kaugummi:** Wenn du Heißhunger auf Süßes hast, bietet es sich an, ein Pfefferminz-Kaugummi zu kauen. Auch Pfefferminz-Bonbons oder das Zähneputzen mit Pfefferminz-Zahnpasta kann helfen. Die Pflanze besitzt einen schärferen und frischen Geschmack, der den Appetit auf Süßes schnell verschwinden lässt. Dadurch, dass du durch das Kauen, Lutschen oder Zähneputzen deine Zunge und deinen Kiefer bewegst, trickst du dein Gehirn übrigens zusätzlich aus, denn es denkt, dass es Nahrung zugeführt bekommt und stellt das starke Hungergefühl ab.

2. **Die Ablenkung:** Auch wenn der Heißhunger sich nur schlecht ignorieren lässt, solltest du genau das tun. Lenke dich ab und gehe spazieren, rufe einen Freund oder eine Freundin an, räume deine Wohnung auf oder betätige dich kreativ – der Heißhunger wird nach einigen Minuten vergessen sein und ganz von allein verschwinden. Nur wenn wir uns durchgehend auf das gemeine Appetit- und Hungergefühl in unserem Bauch konzentrieren, wird es immer schwerer, der Versuchung zu widerstehen.

3. **Der Akkupressurpunkt:** Wenn der Hunger zu stark wird, kannst du auch schnell mithilfe eines einfachen Tricks für Abhilfe sorgen: Lege die Spitze deines Zeigefingers dafür in die Vertiefung zwischen deiner Nase und deiner Oberlippe und drücke ungefähr 15 Sekunden lang auf die Stelle. Atme dabei tief durch und entspanne dich. Dieser Akkupressurpunkt stimuliert dein Appetitzentrum und teilt deinem Gehirn mit, dass du keinen Hunger mehr hast.

4. **Mit Hitze gegen Heißhunger arbeiten:** Dieser Trick entstammt ursprünglich der Ayurveda-Heilkunde. Trinke eine Tasse heißes Wasser oder nimm ein heißes Bad, wenn du Heißhunger verspürst. Heißes Wasser muss nicht verstoffwechselt werden und reinigt den Körper. Dein Magen hat dennoch etwas zu tun. Ein heißes Bad hingegen beruhigt den Körper und baut Stress ab, der den Heißhunger hervorgerufen haben könnte.

5. **Gesunde Snacks gegen Heißhunger:** Sollte der Appetit nach Süßem oder Salzigem einfach nicht weggehen, solltest du ihn im Idealfall nicht mit den Lebensmitteln stillen, auf die du so richtig Lust hast. Ersetze sie stattdessen mit Trockenfrüchten, Studentenfutter, einem halben Vollkornbrot oder Obst (in Kombination mit eiweißhaltigen Lebensmitteln).

Vorbeugende Maßnahmen gegen Heißhunger:

1. **Ausgewogene Mahlzeiten:** Wie du weißt, entsteht Heißhunger unter anderem, wenn dem Körper wichtige Nährstoffe fehlen. Er versucht, diese durch gezielten Appetit auf die jeweiligen Nahrungs- oder Genussmittel wieder aufzufüllen. Damit du gar nicht erst in eine solche Situation kommst, bietet es sich an, jeden Tag gesund und ausgewogen zu essen. Das heißt auch, dass das Frühstück nicht ausfallen sollte und vielleicht sogar die ausgewogenste Mahlzeit des Tages darstellen sollte. Das Frühstück versorgt dich nämlich den Tag über und kann so den Bedarf an den wichtigsten Nährstoffen von Anfang an stillen. Übrigens ist es auch ratsam, drei Mahlzeiten zu essen, wenn du regelmäßig unter Heißhungerattacken leidest, denn so wird dein Magen in regelmäßigen Abständen gefüllt und verlangt nicht allzu schnell nach neuem Nachschub.

2. **Einkaufen mit Plan:** Versuche, deine Mahlzeiten und somit auch deine Einkäufe vorauszuplanen. So kommen zum einen nicht die Lebensmittel ins Haus, auf die du bei Heißhungerattacken gegebenenfalls Lust verspürst und du wirst dich ausgewogener und

gesünder ernähren. Zum anderen bedeutet das auch, dass dein Körper mit allen wichtigen Nährstoffen versorgt ist und somit weniger Heißhungerattacken hervorruft.

3. **Bewegung gegen Stress und Heißhunger:** Wenn wir unter Stress stehen, verspüren wir am häufigsten Heißhungerattacken. Damit dies bei dir nicht mehr vorkommt, ist es sinnvoll, Stress abzubauen und dies kannst du am besten mithilfe von körperlicher Bewegung tun. So bleibst du nicht nur gesund und fit, sondern sagst auch dem Heißhunger den Kampf an.

4. **Gute Ballaststoffe gegen Heißhunger:** Tausche das Weißbrot durch das Vollkornbrot aus und verwende Vollkornnudeln oder Naturreis. Die Ballaststoffe aus jenen Lebensmitteln machen dich länger satt, denn sie beinhalten unverdauliche Pflanzenfasern, die sich im Magen mit der vorhandenen Flüssigkeit vollsaugen und somit bewirken, dass du dich schneller satt fühlst. Insbesondere Weißmehlprodukte solltest du also ignorieren, wenn du regelmäßig unter Heißhungerattacken leidest.

5. **Mehr Eiweiß gegen Heißhunger:** Ein eiweißreiches Frühstück und mehr Protein in deiner Ernährung können der Entstehung von Heißhungerattacken ebenfalls vorbeugen. Dabei muss es nicht immer tierisches Eiweiß sein, auch in pflanzlichen Lebensmitteln findest du eine hochwertige Portion an Proteinen.

6. **Genieße dein Essen:** Wie oft schlingen wir unser Mittagessen in der Pause kurz herunter oder denken gar nicht über das nach, was wir essen? Erinnere dich regelmäßig daran, deine Mahlzeiten zu genießen und auch kleinere Genussnahrungsmittel nicht zu schlingen, sondern das Stück Schokolade auch einmal eine Minute lang im Mund zu halten. So kann deine Zunge das volle Aroma wahrnehmen und dein Körper entwickelt weniger Verlangen nach weiteren leckeren Speisen.

Rezepte für einen guten Stoffwechsel

Du bist inzwischen ein wahrer Stoffwechsel-Profi und weißt genau, wie der Metabolismus deines Körpers funktioniert und wie du dich verhalten kannst, damit dein Stoffwechsel hochwertig und schnell arbeiten kann. Damit du jetzt nicht mit vielen Ideen und Tipps alleine gelassen wirst, findest du auf den nachfolgenden Seiten eine ausgiebige und abwechslungsreiche Sammlung an Rezepten, die sich ideal dafür eignen, deinen Stoffwechsel zu unterstützen und anzukurbeln. Somit kannst du das Gelernte aus diesem Buch direkt auf praktische Art und Weise in deine Ernährung integrieren und wirst mit Sicherheit schnell merken, dass eine stoffwechselorientierte Ernährung bei weitem keine einseitige, langweilige oder schlecht-schmeckende Ernährung ist. Teste dich durch die unterschiedlichen Rezepte,

z.B. für Smoothies, das Frühstück, das Mittag- oder Abendessen und natürlich auch für die eine oder andere Süßspeise, welche sich dennoch in eine gesunde Ernährung für einen guten Stoffwechsel integrieren lässt.

Smoothies

Smoothies bieten dir eine gute Möglichkeit, viele Vitamine und Mineralstoffe ohne wenig Aufwand aufzunehmen und deinen Körper mit all dem zu versorgen, was er für den Alltag benötigt. Dabei kannst du übrigens alle Zutaten für den Smoothie bereits am Vorabend vorbereiten und musst diese am nächsten Morgen lediglich im Standmixer zerkleinern und mit den jeweiligen Flüssigkeiten vermengen – fertig ist der Snack für die Arbeit oder der Frühstücks-Ersatz, wenn es einmal schnell gehen muss.

Erdbeer-Spinat-Smoothie

Für zwei Personen

Zutaten:

- ¼ Gurke
- 1 Handvoll Erdbeeren
- 1 Banane
- 1 Apfel
- 2 Handvoll frischer Blattspinat
- Saft einer halben Zitrone
- 250 ml Wasser

Zubereitung:

1. Wasche die Gurke gründlich und schneide sie in kleine Stücke. Wasche die Erdbeeren und entferne das Grün. Schäle die Banane und zerteile diese, wasche den Apfel, halbiere und entkerne ihn und schneide ihn ebenfalls klein.
2. Wasche den Blattspinat und gib alle zerkleinerten Zutaten sowie den Spinat in einen Standmixer.
3. Halbiere die Zitrone und presse den Saft aus. Gib ihn ebenfalls zu den Zutaten in den Mixer.
4. Gib nun das Wasser hinzu und püriere alle Zutaten, bis eine trinkbare Masse entsteht. Gib nach Belieben Eiswürfel hinzu und genieße den Smoothie direkt.

Blaubeer-Smoothie

Für zwei Personen

Zutaten:

- 2 Scheiben Ananas (frisch oder aus der Dose)
- 2 Scheiben Wassermelone
- 250 ml Kokosmilch
- 1 kleine Handvoll Blattspinat
- 1 Handvoll Blaubeeren
- 1 grüner Apfel

Zubereitung:

1. Schäle Ananas und Melone und entferne das Fruchtfleisch. Schneide dieses in kleine Stücke.

2. Wasche den Blattspinat, die Blaubeeren sowie den Apfel. Viertle und entkerne den Apfel und schneide ihn ebenfalls in Stücke.
3. Gib das Obst, den Blattspinat sowie die Kokosmilch in einen Standmixer und püriere alle Zutaten, bis eine flüssige Konsistenz entsteht.
4. Garniere nach Belieben mit weiteren Blaubeeren.

Weißkohl-Smoothie mit Spinat

Für zwei Personen

Zutaten:

- 1 Handvoll Blattspinat
- 100 g Weißkohl
- 1 Banane
- ½ Apfel
- 1 TL Honig
- 250 ml Milch (alternativ: Soja- oder Hafermilch)

Zubereitung:

1. Hacke den Weißkohl klein.
2. Schäle die Banane und zerteile diese ebenfalls in kleine Stücke.
3. Wasche den Spinat und den Apfel, entferne die Kerne des Apfels und schneide diesen ebenfalls klein.
4. Gib nun den Weißkohl, die Banane, den Apfel, den Spinat sowie Honig und Milch oder die Milch-Alternative in einen Standmixer und püriere alle Zutaten, bis eine trinkbare Konsistenz entsteht.

Joghurt-Ananas-Smoothie

Für zwei Personen

Zutaten:

- 1 Handvoll frische Ananas
- 50 g tiefgefrorene Ananas
- 125 g Magerjoghurt
- 50 ml Wasser
- Nach Belieben: Eiswürfel

Zubereitung:

1. Schäle die Ananas und schneide das Fruchtfleisch in Stücke.
2. Gib die frische Ananas, die tiefgefrorene Ananas sowie den Magerjoghurt und das Wasser in einen Standmixer und püriere alle Zutaten, bis eine flüssige Konsistenz entsteht.
3. Gib nach Belieben Eiswürfel hinzu und süße eventuell mit einer kleinen Portion Honig oder mit natürlicher Süße.

Möhren-Smoothie mit Spinat

Für zwei Personen

Zutaten:

- 250 ml Apfelsaft (naturtrüb)
- 100 ml Möhrensaft
- ¼ Gurke
- 100 g Wirsing
- 3 Handvoll Blattspinat
- 50 g Naturjoghurt
- 1 TL Honig

Zubereitung:

1. Wasche die Gurke, den Wirsing und den Blattspinat.
2. Reibe den Wirsing fein und schneide die Gurke in Stücke.
3. Gib nun den Apfelsaft, den Möhrensaft, die Gurke, den Wirsing, den Spinat und den Naturjoghurt in einen Standmixer und püriere alle Zutaten, bis eine trinkbare Konsistenz entstanden ist.
4. Süße mit dem Honig und gib nach Belieben Eiswürfel hinzu (den Möhrensaft kannst du übrigens auch durch zwei gewaschene, geschälte und geriebene Möhren ersetzen).

Bananen-Kaffee-Smoothie

Für zwei Personen

Zutaten:

- 1 TL Instantkaffee
- 1 EL heißes Wasser
- 1 Banane
- 50 ml Milch
- 1 EL Honig
- 1 Prise Zimt

Zubereitung:

1. Erhitze das Wasser und gib den Instantkaffee in eine kleine Schale.
2. Verrühre nun das Instantkaffee-Pulver mit dem Wasser.
3. Schäle die Banane und gib diese in Stücken in einen Standmixer.
4. Gib nun die Milch, den angerührten Instantkaffee, den Honig sowie eine Prise Zimt hinzu und püriere alle Zutaten, bis eine trinkbare Konsistenz entstanden ist.

Erdbeer-Vanille-Smoothie

Für zwei Personen

Zutaten:

- 125 ml Vanille-Joghurt
- 500 ml Wasser
- 1 Banane
- 2 Handvoll Erdbeeren
- 1 Handvoll Blattspinat
- 1 TL Honig

Zubereitung:

1. Schäle die Banane und schneide diese in kleine Stücke.
2. Wasche die Erdbeeren und entferne das Grün.

Wasche ebenfalls den Blattspinat.

3. Gib alle Zutaten in einen Standmixer und püriere diese, bis eine flüssige Konsistenz entstanden ist.

4. Süße nach Belieben mit Honig nach oder gib Eiswürfel für einen Frischekick hinzu.

Erdnussbutter-Mandel-Smoothie

Für zwei Personen

Zutaten:

- 1 Banane
- 2 Handvoll Spinat
- 1 EL Erdnussbutter
- 200 ml Mandelmilch
- 100 g griechischer Joghurt

Zubereitung:

1. Schäle die Banane und schneide das Fruchtfleisch in kleine Stücke.

2. Wasche den Spinat und gib diesen zusammen mit der Banane in einen Standmixer.

3. Gib nun die Erdnussbutter, die Mandelmilch und den griechischen Joghurt hinzu und püriere die Zutaten, bis eine homogene Masse entstanden ist.

Wirsing-Blaubeer-Smoothie

Für zwei Personen

Zutaten:

- 90 ml Naturjoghurt
- 1 EL Mandelbutter
- 100 g Blaubeeren (tiefgefroren)
- 100 g Ananas (tiefgefroren)
- 50 g Wirsing
- 150 ml Wasser

Zubereitung:

1. Hacke den Wirsing fein und gib diesen in einen Standmixer.

2. Gib nun die Blaubeeren, die Ananas sowie die Mandelbutter, den Naturjoghurt und das Wasser hinzu.

3. Püriere alle Zutaten solange bis eine trinkbare Konsistenz entstanden ist.

Cashew-Erdbeer-Smoothie

Für zwei Personen

Zutaten:

- 1 Handvoll Erdbeeren
- 200 ml Milch (oder eine Milchalternative)
- 3 EL Haferflocken
- 1 TL Chia-Samen
- 1 EL Cashewnüsse
- 1 TL Apfelessig
- 1 TL Zitronensaft
- ½ TL Vanilleextrakt

Zubereitung:

1. Wasche die Erdbeeren und entferne das Grün.

2. Gib die Erdbeeren gemeinsam mit der Milch, den Haferflocken und den Cashewnüssen in einen Standmixer und püriere die Zutaten einige Minuten lang auf höchster Stufe.

3. Gib nun die Chia-Samen, den Apfelessig, den Zitronensaft sowie den Vanilleextrakt hinzu und püriere erneut auf einer leichteren Stufe, bis eine homogene Masse entstanden ist.

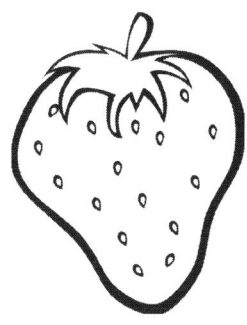

Frühstück

Wie du inzwischen weißt, ist ein ausgewogenes Frühstück besonders wichtig für einen guten Stoffwechsel und für die Vermeidung von Heißhungerattacken, die deinen Stoffwechsel wiederum durcheinanderbringen können. Damit du gar nicht lange überlegen musst, wie du dein Frühstück in Zukunft gestaltest, findest du im Anschluss zehn Rezepte für ein leckeres Frühstück, die sich einfach und unkompliziert zubereiten lassen und deinen Stoffwechsel auf gesunde und nachhaltige Art und Weise unterstützen.

Eiweiß-Shake

Für eine Personen

Zutaten:

- 30 g Eiweißpulver (aspartamfrei)
- 80 g Beeren nach Wahl (vorzugsweise tiefgekühlt)
- 1 TL Erdnussbutter
- 500 ml Mandelmilch

Zubereitung:

1. Wasche die Beeren, sollten sie frisch sein, und gib sie anschließend in einen Standmixer. Püriere die frischen oder gefrorenen Beeren zu einem Brei.
2. Gib nun das Eiweißpulver, die Erdnussbutter sowie die Mandelmilch hinzu und vermenge alle Zutaten, bis eine trinkbare Konsistenz entsteht.
3. Der Eiweiß-Shake eignet sich besonders gut als schnelles Frühstück „To Go", wenn es einmal schnell gehen muss.

Knäckebrot mit Räucherlachs

Für zwei Personen

Zutaten:

- 4 Scheiben Knäckebrot
- 120 g geräucherter Lachs
- 80 g Frischkäse
- 1 Prise frischer Dill

83

Zubereitung:

1. Bestreiche die Knäckebrote mit dem Frischkäse.
2. Lege nun die Räucherlachs-Scheiben auf den Frischkäse.
3. Garniere die Knäckebrote mit einer Prise aus frischem Dill.

Omelette mit Tomaten und Champignons

Für zwei Personen

Zutaten:

- 4 Eier
- 2 Tomaten
- 4 Champignons
- 1 Prise frische Petersilie
- Salz, Pfeffer und Muskat

Zubereitung:

1. Schlage die Eier an einer Schüssel auf und verquirle sie anschließend miteinander.
2. Würze nun mit Salz, Pfeffer und einer Prise Muskatnuss und verrühre erneut alles miteinander.
3. Erwärme eine beschichtete Pfanne und gieße die Ei-Mischung hinein. Lasse das Ei auf niedrigerer Hitzestufe langsam stocken.
4. Wasche währenddessen die Tomaten und schneide sie in Scheiben. Putze ebenfalls die Pilze und schneide sie in dünne Scheiben.
5. Füge die Pilz- und Tomatenscheiben nun der Ei-Mischung in der Pfanne bei und klappe diese, sobald sie einigermaßen fest geworden ist, in der Mitte um, sodass das Gemüse ummantelt wird.
6. Brate das nun entstandene Omelett von beiden Seiten goldbraun an und bestreue es vor dem Servieren mit etwas gehackter Petersilie.

Beeren-Granola-Joghurt

Für zwei Personen

Zutaten:

- 200 g Naturjoghurt
- •100 g frische Blaubeeren
- 100 g frische Himbeeren
- 100 g Granola (natürlich, zuckerfrei)

Zubereitung:

1. Wasche die Beeren unter fließendem Wasser und tupfe sie anschließend mithilfe eines Küchentuches trocken.
2. Gib nun jeweils drei bis vier Esslöffel des Granola in zwei Gläser und toppe dieses mit einigen Löffeln des Joghurts. Schichte nun einige Beeren auf den Joghurt und wiederhole den Vorgang, bis alle Zutaten in den Gläsern aufgeschichtet sind.
3. Genieße den Beeren-Granola-Joghurt zeitnah, denn ansonsten verliert das Müsli an knuspriger Konsistenz.

Himbeer-Quark

Für zwei Personen

Zutaten:

- 300 g frische Himbeeren
- 200 g Magerquark
- 15 g Vanille-Eiweißpulver
- Nach Belieben: Stevia zum Süßen

Zubereitung:

1. Gib die Himbeeren in ein Sieb und wasche sie unter fließendem Wasser gründlich. Tupfe sie anschließend mit einem Küchenhandtuch trocken.
2. Gib nun den Magerquark zusammen mit den Beeren und dem Eiweißpulver in einen Standmixer und püriere alle Zutaten, bis diese eine cremige Konsistenz ergeben.
3. Süße nach Belieben mit Stevia oder Honig nach.

Bauernfrühstück mit Rührei

Für zwei Personen

Zutaten:

- 1 rote Paprika
- 1 Lauchzwiebel
- 4 Eier
- 4 EL Mineralwasser
- 1 TL Leinsamen
- ½ TL Öl
- Nach Belieben: 2-4 Scheiben Vollkornbrot

Zubereitung:

1. Wasche die Paprika und die Lauchzwiebel. Entferne anschließend das Kerngehäuse der Paprika und schneide diese sowie die Lauchzwiebel in dünne Streifen.
2. Schlage die Eier an einer Schüssel auf und verquirle sie miteinander. Gib nun das Mineralwasser und die Leinsamen hinzu und würze nach Belieben mit Salz und Pfeffer.
3. Erhitze das Öl in einer Pfanne und brate darin zunächst die Paprika und die Lauchzwiebeln an.
4. Gib nun die Ei-Mischung hinüber und lasse diese unter ständigem Rühren stocken.
5. Genieße das Rührei nach Belieben auf einer oder zwei Scheiben Vollkornbrot.

Möhren-Quark

Für zwei Personen

Zutaten:

- 2 große Möhren
- 300 g Magerquark
- 100 g griechischer Joghurt
- 2 TL Zitronensaft
- ½ TL Ingwer-Pulver

Zubereitung:

1. Wasche die Möhren und schäle sie, sollten sie keine Bio-Qualität haben.
2. Rasple die Möhren anschließend in feine Stücke.
3. Gib den Magerquark und den griechischen Joghurt in eine Schüssel und verrühre beide Zutaten miteinander.
4. Rühre nun die Möhrenraspel unter.
5. Gib anschließend den Zitronensaft und das Ingwer-Pulver hinzu und verrühre alle Komponenten zu einer cremigen Konsistenz.

Smoothie-Bowl

Für zwei Personen

Zutaten:

- 200 g gefrorene Beeren (nach Wahl)
- 100 ml Mandelmilch
- 1 Banane
- 1 TL Agavendicksaft
- 1 Handvoll Obst nach Belieben
- 2 EL Hafercrunch-Müsli
- 1 EL Kokosraspeln
- 1 TL Chia-Samen

Zubereitung:

1. Gib die gefrorenen Beeren zusammen mit der Mandelmilch und dem Agavendicksaft in einen Standmixer.
2. Schäle die Banane und schneide das Fruchtfleisch in Stücke. Gib diese ebenfalls in den Standmixer.
3. Püriere alle Zutaten, bis eine cremige Konsistenz entstanden ist.
4. Verteile den festen Smoothie auf zwei Schüsseln.
5. Wasche dein Obst und schneide es in kleine Stücke.
6. Garniere die Smoothie-Bowl mit deinem Obst, dem Hafercrunch-Müsli, den Kokosraspeln sowie den Chia-Samen.

Vollkorn-Bananenbrot

Für ein Brot

Zutaten:

- 3 reife Bananen
- 2 Eier
- 30 g Apfelmus (ungezuckert)
- 70 ml Pflanzenöl
- 200 g Vollkornmehl
- 1 Pck. Backpulver
- 1 Prise Zimt
- Nach Belieben: 1 Handvoll Nüsse

Zubereitung:

1. Heize den Backofen auf 180°C (Umluft) vor.
2. Schäle die Bananen und gib sie in eine Schüssel. Zerdrücke das Fruchtfleisch mit einer Gabel zu Brei.
3. Gib nun die Eier, das Öl und das Apfelmus in eine zweite Schüssel und schlage die Komponenten schaumig.
4. Gib nun den Bananen-Brei hinzu und verrühre alle Komponenten miteinander.
5. Vermenge in einer weiteren Schüssel das Mehl mit dem Backpulver und der Prise Zimt und vermenge die trockene Mischung anschließend mit der Bananen-Masse.
6. Verrühre alle Zutaten so lange bis eine teigige Konsistenz entsteht und gib nach Belieben die gehackten Nüsse hinzu.
7. Fette eine Kastenform aus und gib den Teig hinein. Backe das Bananenbrot ungefähr eine Stunde lang, schneide es nach der Hälfte der Backzeit einmal längs ein.

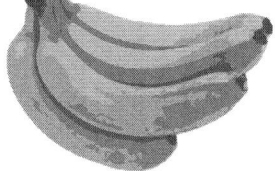

Avocado-Frühstücks-Wrap

Für zwei Personen

Zutaten:

- 2 Vollkorn-Wraps
- 2 Scheiben Kochschinken
- 1 Handvoll Eisbergsalat
- 1 Avocado
- 2 EL Frischkäse
- 6 Cherry-Tomaten

Zubereitung:

1. Bestreiche die Wraps mit dem Frischkäse.
2. Wasche den Salat und die Tomaten und schneide beide Zutaten in kleine Stücke. Nimm das Fruchtfleisch aus der Avocado und schneide es ebenfalls in kleine Scheiben.
3. Belege die Wraps nun mit dem Kochschinken, dem Salat, den Tomaten und den Avocado-Stücken und würze nach Belieben mit Salz und Pfeffer.

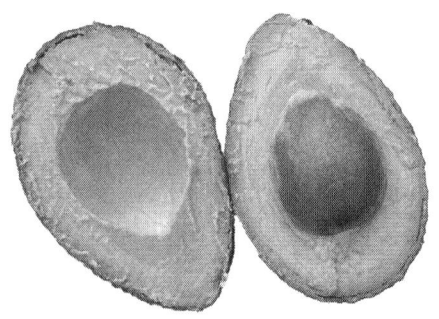

Hauptgerichte

Auch die Hauptgerichte sind wichtig für eine gesunde Ernährung und somit für einen gesunden und hochwertigen Stoffwechsel. Dabei ist es schlussendlich egal, ob du dein Hauptgericht am Tag zur Mittagszeit oder erst abends isst. Wichtig ist jedoch, dass du keine zu langen oder zu kurzen Essenspausen einlegst, denn insbesondere, wenn du den Tag über arbeitest, sei es körperlich oder im Büro, wird durch unregelmäßige Essenszeiten die Wahrscheinlichkeit erhöht, dass du Heißhungerattacken bekommst. Mit den nachfolgenden Rezepten wird es dir mit Sicherheit leichtfallen, deinen Stoffwechsel auch durch deine Ernährung beim Mittag- oder Abendessen anzukurbeln und all dies, ohne dass du ein Gefühl des Verzichts wahrnimmst. Entdecke die Vielfalt der stoffwechsel-fördernden Hauptgerichte und schnappe dir am besten direkt Kochtopf und Löffel, um direkt das eine oder andere Rezept auszuprobieren.

Linsen-Suppe mit Gemüse

Für zwei Personen

Zutaten:

- 1 Süßkartoffel
- 1 Schalotte
- 100 g Knollensellerie
- 80 g rote Linsen
- 1 TL Harissa-Paste
- 1 EL Tomatenmark
- ½ TL Curry-Pulver
- 600 ml Gemüsebrühe
- 4 EL Kokosmilch
- 5 g Ingwer
- 1 EL Olivenöl
- Salz und Pfeffer

Zubereitung:

1. Schäle die Schalotte und den Ingwer und hacke beide Zutaten fein.
2. Schäle die Süßkartoffel und den Sellerie und schneide beides in kleine Würfel.

3. Erhitze einen Esslöffel des Öls in einem Kochtopf und dünste darin die Schalotte, den Ingwer, die Süßkartoffel sowie die Sellerie an.

4. Gib nun die Linsen, die Harissa-Paste, das Tomatenmark und das Currypulver hinzu und verrühre alle Zutaten vier Minuten lang auf mittlerer Hitzestufe.

5. Lösche den Inhalt des Kochtopfes nun mit der Gemüsebrühe ab und gib die Kokosmilch hinzu. Lasse die Suppe ungefähr 15 Minuten lang köcheln und schmecke sie anschließend mit Salz und Pfeffer ab.

Ofengemüse mit Schafskäse

Für zwei Personen

Zutaten:

- 200 g festkochende Kartoffeln
- 150 g grüne Bohnen
- 125 g Kirschtomaten
- 75 g Zwiebeln
- 150 g Zucchini
- 1 Zweig Rosmarin
- 1 EL Olivenöl
- 75 ml Gemüsebrühe
- 50 g Feta
- Salz und Pfeffer

Zubereitung:

1. Wasche und schäle die Kartoffeln und schneide sie in Spalten.

2. Wasche die Bohnen und halbiere diese. Wasche die Tomaten und schneide diese ebenfalls in Spalten. Schäle die Zwiebeln und schneide sie in Ringe.

3. Putze die Zucchini, halbiere sie längs und schneide sie anschließend in Scheiben.

4. Wasche den Rosmarin und schüttle ihn trocken. Zupfe die Nadeln ab und hacke diese fein.

5. Gib nun die Kartoffeln sowie das Gemüse und den gehackten Rosmarin in eine Auflaufform und würze die Zutaten mit Salz und Pfeffer.

6. Beträufle das Olivenöl über das Gemüse und übergieße es mit der Gemüsebrühe.
7. Backe das Ofengemüse ungefähr 30 Minuten lang bei 180°C (Umluft).
8. Zerbrösle den Schafskäse und gib diesen nach 25 Minuten Garzeit über das Gemüse. Backe dieses weitere fünf Minuten lang.

Zucchini-Frittata

Für zwei Personen

Zutaten:

- 400 g Zucchini
- 1 Knoblauchzehe
- 2 Zweige Thymian
- 1 EL Olivenöl
- 4 Eier
- 40 ml Schlagsahne
- 40 g Parmesan
- Salz und Pfeffer

Zubereitung:

1. Wasche und putze die Zucchini und schneide sie in kleine Stücke.
2. Schäle den Knoblauch und hacke diesen klein.
3. Wasche den Thymian und schüttle ihn trocken. Zupfe die Blättchen ab und hacke diese ebenfalls klein.
4. Vermenge die Zucchini mit dem Knoblauch und dem Thymian in einer Schüssel.
5. Erhitze das Öl in einer Pfanne und brate die Zucchini-Stücke darin ungefähr vier bis fünf Minuten lang. Würze mit Salz und Pfeffer.
6. Schlage die Eier an einer Schüssel auf und verquirle sie mit der Sahne. Gib die Ei- Mischung über die Zucchini und lasse sie zugedeckt zehn Minuten lang auf mittlerer Hitzestufe stocken.
7. Wende die Frittata mithilfe eines großen Tellers und bestreue die obenliegende Seite mit dem Parmesan. Backe das Gericht weitere drei bis fünf Minuten.

Veganes Paprika-Risotto

Für zwei Personen

Zutaten:

- 125 g Vollkorn-Risotto
- 400 ml Gemüsebrühe
- ½ Zwiebel
- ½ Knoblauchzehe
- 3 Paprikaschoten
- 60 g Sojacreme
- 2 EL Olivenöl
- 1 EL Balsamico-Essig
- ½ EL Petersilie
- 1 Prise Safran
- Salz und Pfeffer

Zubereitung:

1. Schäle die Zwiebel und den Knoblauch und hacke beide Zutaten fein.
2. Erhitze das Öl in einem Kochtopf und dünste die Zwiebel und den Knoblauch darin einige Minuten lang glasig.
3. Gib nun das Vollkorn-Risotto hinzu und dünste dieses ebenfalls kurz mit an.
4. Bestreue das Risotto mit Safran, würze mit Salz und Pfeffer und lösche das Ganze mit der Gemüsebrühe ab. Lasse das Risotto auf mittlerer Hitzestufe unter gelegentlichem Rühren köcheln.
5. Wasche währenddessen die Paprikaschoten und entferne die Kerngehäuse. Schneide die Paprika anschließend in dünne Streifen.
6. Erhitze eine beschichtete Pfanne und brate die Paprika darin von allen Seiten an.
7. Beträufle die Paprika mit dem Balsamico-Eessig und würze mit Salz und Pfeffer.
8. Wasche die Petersilie und hacke sie fein. Gib die Petersilie zur Paprika.
9. Gib das fertige Risotto auf zwei Schüsseln und garniere es mit den gebratenen Paprika- Stücken sowie nach Belieben mit einer weiteren Prise gehackter Petersilie.

Fisch-Spieße mit Mango

Für zwei Personen

Zutaten:

- 100 g Kabeljaufilet
- 75 g Zucchini
- 125 g reife Mango
- ½ Limette
- 2 Kirschtomaten
- 50 g Joghurt
- ½ TL rosa Pfefferbeeren
- ¼ TL Joghurtbutter
- Salz und Pfeffer

Zubereitung:

1. Schneide die Mango auf und entferne das Fruchtfleisch von der Schale und vom Kern. Schneide es anschließend in kleine Würfel.
2. Halbiere die Limette und presse den Saft aus.
3. Wasche die Zucchini und die Tomaten und schneide sie ebenfalls in Würfel beziehungsweise halbiere die Tomaten.
4. Wasche das Kabeljaufilet unter fließendem Wasser und tupfe es anschließend trocken. Schneide auch den Fisch in Würfel.
5. Gib die Joghurtbutter in eine kleine Pfanne und erhitze diese.
6. Gib zwei Esslöffel des Limettensafts sowie eine Prise hinzu und verrühre die Zutaten in der flüssigen Butter.
7. Stecke die Fischwürfel, die Mango, die Tomate und Zucchini abwechselnd auf die Holzspieße.
8. Bestreiche die Spieße nun mit der flüssigen Butter. Erhitze eine Grillpfanne und gare die Fisch-Spieße von allen Seiten für insgesamt acht bis zehn Minuten.
9. Zerdrücke währenddessen die Pfefferbeeren leicht und vermenge diese in einer Schüssel mit dem Joghurt. Schmecke diesen mit Salz, Pfeffer und dem restlichen Limettensaft ab. Serviere die Fisch-Spieße mit dem Joghurt.

Brokkoli-Curry-Suppe mit Garnelen

Für zwei Personen

Zutaten:

- 1 Brokkoli-Kopf
- 1 Liter Gemüsebrühe
- 100 g Garnelen
- 1 EL Frischkäse
- 1 EL Currypaste, grün
- 1 EL Schnittlauch
- 1 EL Olivenöl
- Salz und Pfeffer

Zubereitung:

1. Entferne die Blätter vom Brokkoli und putze diesen. Schneide den Brokkoli anschließend in kleine Stücke. Den Strunk kannst du, bis auf das holzige Ende, dabei ebenfalls verwenden.
2. Erhitze das Olivenöl in einem großen Topf und röste darin die Currypaste und das Curry-Pulver kurz an.
3. Lösche alles mit der Gemüsebrühe ab und bringe diese zum Kochen.
4. Gib nun den Brokkoli in die Brühe und lasse diesen auf mittlerer Hitzestufe 10-15 Minuten lang köcheln, bis er eine weiche Konsistenz hat.
5. Nimm den Topf vom Herd und püriere den Inhalt, bis eine cremige Konsistenz entsteht.
6. Menge den Frischkäse unter und schmecke mit Salz und Pfeffer ab.
7. Erhitze eine beschichtete Pfanne. Wasche währenddessen die Garnelen ab und tupfe sie trocken.
8. Brate die Garnelen in der Pfanne von beiden Seiten gründlich an und gib diese anschließend auf die Suppe.
9. Garniere mit dem gehackten Schnittlauch.

Lachs-Pasta in cremiger Soße

Für zwei Personen

Zutaten:

- 200 g Vollkornpasta
- 300 g Lachsfilet
- 1 Knoblauchzehe
- 200 ml Sojacreme
- 1 EL Rapsöl
- 1 Spritzer Zitronensaft
- Salz und Pfeffer

Zubereitung:

1. Gare die Pasta nach Angaben der Verpackung in reichlich Salzwasser.
2. Wasche das Lachsfilet unter fließendem Wasser und tupfe es anschließend gründlich trocken. Schneide den Fisch in kleine Würfel.
3. Schäle den Knoblauch und hacke ihn fein.
4. Erhitze das Öl in einer Pfanne und dünste darin den Knoblauch kurz an.
5. Gib nun den Lachs hinzu und brate diesen auf mittlerer Hitzestufe von allen Seiten an.
6. Lösche den Lachs mit der Sojacreme ab und würze mit Zitronensaft, Salz und Pfeffer.
7. Gieße die Nudeln ab und hebe sie unter die Soße.

Tomaten-Bohnen-Pfanne mit Feta

Für zwei Personen

Zutaten:

- 400 g grüne Bohnen
- 1 Zwiebel
- 200 g Cocktailtomaten
- 100 g Feta
- 2 Stiele Petersilie
- 2 EL Olivenöl
- ½ TL getrockneter Oregano
- Salz und Pfeffer

Zubereitung:

1. Putze die Bohnen und halbiere sie in der Mitte.
2. Erhitze einen kleinen Kochtopf mit stark gesalzenem Wasser und koche die Bohnen darin zehn Minuten lang gar.
3. Schrecke die Bohnen anschließend mit kaltem Wasser ab.
4. Schäle die Zwiebel und schneide sie in feine Würfel.
5. Gib die Tomaten kurz in heißes Wasser und entferne anschließend die Haut.
6. Schneide den Feta in Würfel.
7. Wasche und trockne die Petersilie und hacke sie fein.
8. Erhitze das Öl in einer Pfanne und dünste die Zwiebel darin auf mittlerer Hitzestufe an.
9. Gib die Bohnen und den Oregano hinzu und brate alle Zutaten unter Rühren drei Minuten lang an. Würze mit Salz und Pfeffer.
10. Gib die geschälten Tomaten, die Petersilie und den Feta hinzu und erhitze alle Zutaten kurz. Schmecke erneut mit Salz und Pfeffer ab.

Bulgur-Frikadellen mit scharfem Joghurt

Für zwei Personen

Zutaten:

- 75 g Bulgur
- 1 Frühlingszwiebel
- 75 g Feta
- 60 g Vollkornmehl
- 125 ml Buttermilch
- 2 Eier
- 1 EL Rosinen
- 1 EL Pflanzenöl
- 100 g griechischer Joghurt
- ½ TL Zitronensaft
- ½ TL Harissa-Paste
- Salz und Pfeffer
- 1 Prise Kreuzkümmel (gemahlen)

Zubereitung:

1. Gib den Bulgur in eine Schüssel und übergieße ihn mit 300 ml kochendem Wasser. Lasse ihn zugedeckt eine halbe Stunde lang quellen.
2. Wasche währenddessen die Frühlingszwiebel und schneide sie anschließend in feine Ringe.
3. Rühre das Mehl zusammen mit der Buttermilch in einer Schüssel zu einem glatten Teig.
4. Schlage die Eier in den Mehl-Buttermilch-Teig und rühre diese gut unter. Würze mit einer Prise Salz, Pfeffer und Kreuzkümmel.
5. Lockere nun den Bulgur mit einem Löffel auf und gib diesen gemeinsam mit den Frühlingszwiebeln, dem Feta (zerbröselt) und den Rosinen unter den Teig.
6. Vermenge alle Zutaten miteinander, bis eine formbare Konsistenz entsteht und forme kleine Bratlinge.
7. Erhitze das Öl in einer Pfanne und backe die Bratlinge darin für zwei bis drei Minuten von beiden Seiten goldbraun an.
8. Verrühre währenddessen den Zitronensaft und die Harissa-Paste im Joghurt und garniere die Bulgur-Frikadellen mit diesem.

Chili con Carne mit Staudensellerie

Für zwei Personen

Zutaten:

- 200 g Rinderhackfleisch
- ½ Zwiebel
- 2 Knoblauchzehen
- ½ Chilischote
- 2 Stangen Staudensellerie
- 2 EL Rapsöl
- 125 g geschälte Tomaten in Stücken
- 125 g Kidneybohnen
- 75 g Schmand
- Salz und Pfeffer
- 1 Prise Kreuzkümmel

Zubereitung:

1. Schäle die Zwiebel und den Knoblauch und hacke beides in feine Stücke.
2. Putze den Sellerie und entferne die Enden. Schneide den Sellerie anschließend in feine Würfel.
3. Wasche die Chilischote, halbiere sie und schneide die Hälfte in kleine Stücke.
4. Erhitze das Öl in einer großen Pfanne oder in einem Wok. Dünste darin die Zwiebel und den Knoblauch sowie die Chilischote kurz an.
5. Gib nun das Rinderhackfleisch hinzu und brate es so lange an, bis es krümelig wird. Würze mit Kreuzkümmel, Salz und Pfeffer.
6. Füge nun die Tomaten (mit Saft) sowie die Bohnen (mitsamt der Flüssigkeit) hinzu und verrühre alle Zutaten gründlich miteinander. Lasse das Chili auf mittlerer Hitzestufe 20 Minuten lang köcheln.
7. Serviere das Chili mit einer kleinen Portion Schmand und garniere nach Belieben mit Selleriegrün.

Desserts und Süßes

Einen guten und schnellen Stoffwechsel zu haben, bedeutet nicht automatisch, dass du ab sofort keine süßen Speisen mehr genießen kannst. Natürlich darf es gerne einmal das eine oder andere Dessert sein. Insbesondere dann jedoch, wenn du Gewicht verlieren und deswegen deinen Stoffwechsel ankurbeln möchtest, bietet es sich an, auf Desserts und süße Speisen zurückzugreifen, die deinen Stoffwechsel nicht stören, sondern ihn stattdessen ebenfalls ankurbeln. Die nachfolgenden Rezepte lassen sich deswegen einfach und unkompliziert nachkochen und werden garantiert deinen Hunger nach etwas Süßem stillen! Lasse dich darüber hinaus von ihnen inspirieren, denn süß heißt nicht automatisch, dass die jeweilige Speise schlecht für deinen Stoffwechsel sein muss. Lasse es dir also schmecken mit den nachfolgenden zehn Rezepten für Süßspeisen, Kuchen und Desserts, die selbst das Herz deines Stoffwechsels höherschlagen lassen!

Ricotta-Creme auf Wassermelone

Für zwei Personen

Zutaten:

- 175 g Wassermelone
- 20 g Honig
- 13 ml Milch
- 125 g Ricotta
- 25 ml Schlagsahne
- ¼ Vanilleschote
- 5 g Minze

Zubereitung:

1. Gib die Sahne in ein hohes Gefäß und schlage sie darin mithilfe eines Handrührgeräts steif.
2. Halbiere die Vanilleschote längs und schabe mit einem Messer das Mark heraus.
3. Vermenge Ricotta und Milch mit dem Vanillemark und dem Honig, bis eine glatte Masse entsteht.
4. Hebe die Sahne vorsichtig unter die Ricotta-Masse und stelle das Dessert mindestens eine Stunde lang in den Kühlschrank.
5. Schneide währenddessen die Melone auf und entferne die Schale. Schneide das Fruchtfleisch in dünne Dreiecke und belege kleine Schälchen oder Teller mit diesen.
6. Wasche die Minze und schüttle sie trocken. Hacke sie anschließend fein.
7. Gib die Ricotta-Creme auf die Melonenstücke und garniere diese mit der Minze.

Heiße Schoko-Bananen

Für zwei Personen

Zutaten:

- 2 reife Bananen
- 1 EL Zitronensaft
- 50 g Zartbitterschokolade
- ½ TL Rapsöl

Zubereitung:

1. Schneide die Bananen der Länge nach mit einem Messer ein, die Schale musst du dafür nicht entfernen.
2. Drücke die Schale am Einschnitt leicht auf und beträufle die Banane mit dem Zitronensaft.
3. Breche nun die Schokolade in Stücke und befülle die Banane mit dieser.
4. Lege die Bananen mit der Schale nach unten (die Schokolade zeigt nach oben) auf ein Backblech und backe sie für ungefähr 10 Minuten bei 180° (Umluft). Die Schale wird mit der Zeit schwarz, dies ist ein gutes Zeichen dafür, dass deine Schoko-Banane fertig ist. Alternativ kannst du dieses Rezept auch toll auf dem Grill machen.

Skyr-Bowl mit Kiwi

Für zwei Personen

Zutaten:

- 100 g Skyr
- 1 Schuss Hafermilch
- 30 g Himbeeren
- ½ Kiwi
- 1 TL Kokosnussraspel
- 1 TL Chia-Samen
- 50 g zarte Haferflocken
- 1 TL Cashewmus

Zubereitung:

1. Gib den Skyr auf zwei Schüsseln und vermenge ihn mit jeweils einem kleinen Schuss Hafermilch.
2. Gib nun die Haferflocken, die Kokosraspeln und die Chia-Flocken in Reihen auf den Skyr.
3. Schäle die Kiwi und wasche die Erdbeeren und garniere den Skyr ebenfalls mit den Früchten.
4. Verrühre das Cashewmus und überträufle das fruchtige Dessert mit diesem.

Apfeltarte

Für 1 Tarte-Form

Zutaten:

- 175 g Mehl
- 75 g Butter
- 1 Ei
- ½ Bio Zitrone
- 2 Äpfel
- 150 g Schmand
- 2 x Eigelb
- 2 EL Rohrzucker
- ½ Vanilleschote
- 1 Prise Salz
- 1 Prise Zimt

Zubereitung:

1. Verknete das Mehl, die Butter, das Ei und die Prise Salz zu einem geschmeidigen Teig. Füge nach Bedarf weiteres Mehl oder kaltes Wasser hinzu und forme eine Kugel. Wickle diese Kugel in Frischhaltefolie ein und stelle den Teig eine halbe Stunde lang kalt.

2. Als nächstes muss die Form mit der Butter eingefettet werden. Rolle anschließend den Teig aus. Lege den Teig nun in die Form und drücke ihn fest. Forme auch einen Rand.

3. Belege den Teig mit Backpapier und beschwere dieses mit Hülsenfrüchten, zum Beispiel mit Linsen. Backe den Teig im vorgeheizten Backofen bei 180°C für zehn Minuten vor.

4. Wasche währenddessen die Zitrone heiß ab und reibe die Schale ab. Presse den Saft in eine Schale.

5. Wasche die Äpfel und entferne das Kerngehäuse. Schneide das Fruchtfleisch in dünne Spalten und beträufle diese mit dem Zitronensaft.

6. Verrühre den Schmand mit dem Eigelb (aus zwei Eiern), dem Zucker und dem Zitronenabrieb. Streiche das Mark aus der Vanilleschote und rühre dieses ebenfalls in den Schmand.

7. Nimm den Boden aus dem Ofen und lasse ihn abkühlen. Entferne das Backpapier und die Hülsenfrüchte und bestreiche den Boden mit der Schmand-Masse.

8. Lege nun die Apfelspalten auf den Schmand und backe die Tarte im Backofen für weitere 20 Minuten.

9. Bestreue die Tarte vor dem Servieren mit einer Prise Zimt.

Gesunder Kaiserschmarren

Für zwei Personen

Zutaten:

- 20 g Sultaninen
- 50 ml Apfelsaft
- 3 Eier
- 1 Vanilleschote
- 150 g Magerquark
- 100 g Weizenmehl
- 75 ml Milch
- 25 g Kokosblütenzucker
- 25 g Butter

Zubereitung:

1. Gib die Sultaninen und den Apfelsaft in einen kleinen Kochtopf und koche beide Zutaten einmal auf. Stelle sie anschließend beiseite und lasse die Masse abkühlen.

2. Trenne die Eier. Halbiere die Vanilleschote und kratze das Mark heraus.

3. Verrühre die Eigelbe mit dem Vanillemark sowie mit dem Magerquark, dem Mehl, der Milch und dem Kokosblütenzucker.

4. Verquirle die Eiweiße mit dem Handmixer, bis ein steifer Eischnee entstanden ist.

5. Hebe den Eischnee vorsichtig unter die Quark-Masse.

6. Schmilz die Butter in einer beschichteten und backofenfesten Pfanne.

7. Gib den Teig in die Pfanne und lasse ihn auf mittlerer Hitzestufe stocken.

8. Tropfe die Sultaninen ab und streue diese auf den Teig.
9. Nimm die Pfanne vom Herd und stelle sie bei 200°C für etwa 15 Minuten in den Backofen.
10. Zerrupfe den Kaiserschmarren zum Schluss mit der Gabel.

Gegrillte Erdbeer-Spieße

Für zwei Personen

Zutaten:

- 12 große Erdbeeren
- 4 Zweige Rosmarin
- 2 EL flüssiger Honig
- ½ Bio-Zitrone
- 50 g Magerquark
- 50 ml Schlagsahne

Zubereitung:

1. Wasche die Erdbeeren und die Rosmarinzweige ab. Schüttle den Rosmarin trocken und zupfe die Nadeln, bis auf die an der Spitze, ab.
2. Stecke nun die Erdbeeren auf die Rosmarinzweige.
3. Wasche die Zitrone heiß ab und tupfe sie trocken. Reibe die Schale ab und presse den Saft aus.
4. Verrühre einen Esslöffel Honig mit dem Zitronensaft und bestreiche damit die Erdbeeren.
5. Grille die Erdbeeren auf dem Herd oder auf dem Grill von allen Seiten für insgesamt fünf Minuten an.
6. Vermenge währenddessen den Quark mit dem restlichen Honig.
7. Schlage die Sahne auf und hebe diese vorsichtig, gemeinsam mit dem Zitronenabrieb, unter den Quark. Serviere die Erdbeerspieße gemeinsam mit der Quark-Creme.

Zimt-Quark mit Röstmandeln

Für zwei Personen

Zutaten:

- 250 g Magerquark
- 3 EL Milch
- 1 TL Zimtpulver
- 25 g Mandelblättchen
- Nach Bedarf: Stevia

Zubereitung:

1. Vermenge den Magerquark mit der Milch und dem Zimtpulver und verteile ihn auf zwei Schalen.
2. Erhitze eine Pfanne und röste darin die Mandelblättchen – ohne Öl – goldbraun an.
3. Garniere den Quark mit den gerösteten Mandelblättchen und süße nach Bedarf mit Stevia.

Beeren-Eis

Für zwei Personen

Zutaten:

- 250 g gemischte Beeren, tiefgekühlt
- 2 EL Puderzucker
- 150 g Joghurt

Zubereitung:

1. Gib die Beeren in eine Schüssel und lasse sie kurz antauen.
2. Streue den Puderzucker über die Beeren und verrühre beide Zutaten miteinander.
3. Gib nun die Beeren sowie den Joghurt in den Standmixer und püriere die Zutaten so lange, bis eine cremige Konsistenz entsteht.
4. Serviere die Eiscreme sofort oder friere sie für später ein.

Himbeer-Kiwi-Sorbet

Für zwei Personen

Zutaten:

- 230 g Kiwi
- 30 g Zucker
- 1 EL Limettensaft
- 20 g Agavendicksaft
- 100 g frische Himbeeren

Zubereitung:

1. Schäle die Kiwis, schneide diese in kleine Stücke und gib diese in einen Kochtopf. Übergieße die Kiwi mit zwei Esslöffeln Wasser, dem Zucker und dem Limettensaft und koche alles drei Minuten lang auf.
2. Püriere die Kiwis anschließend mithilfe eines Pürierstabs fein und lasse die Masse abkühlen.
3. Gib die Hälfte der Himbeeren auf zwei Gläser und fülle diese mit der Hälfte der Kiwi- Masse auf. Streue nun die restlichen Himbeeren auf die Masse und übergieße diese wiederum mit der restlichen Kiwi-Masse.
4. Stelle das Sorbet in den Gefrierschrank und lasse es mindestens vier Stunden lang frieren.

Obstsalat mit Pesto aus Zitronenmelisse

Für zwei Personen

Zutaten:

- 100 g Ananas
- ½ Mango
- ½ Kiwi
- 1 Orange
- 5 Erdbeeren
- 1 EL Holunderblütensirup
- 2 Stängel Zitronenmelisse
- 25 g Cashew-Kerne
- 5 g Rohrzucker

Zubereitung:

1. Schneide das gesamte Obst in mundgerechte Stücke und gib es in eine große Schüssel.
2. Beträufle das Obst mit dem Holunderblütensirup und vermenge es erneut miteinander.
3. Wasche die Zitronenmelisse und trockne sie. Hacke sie anschließend klein.
4. Hacke die Cashew-Kerne klein und vermenge sie mit der Zitronenmelisse und dem Rohrzucker zu einer Art Pesto. Serviere den Obstsalat mit dem Pesto.

Salate und Snacks

Mal kurz in der Mittagspause eine Currywurst mit Pommes oder einen Döner holen sollte eine Person, die auf ihren Stoffwechsel achtet, nicht unbedingt zu häufig tun. Stattdessen ist es ratsam, sich sein Mittagessen für die Pause einfach vorzubereiten. So kannst du nicht nur Geld sparen, sondern dich gleichzeitig hochwertig und gesund ernähren und deinen Stoffwechsel unterstützen. Entdecke also einige Rezepte für schmackhafte und gehaltvolle Snacks und Salate, die sich besonders einfach verpacken und auf die Arbeit, zur Uni oder dahin mitnehmen lassen, wohin es dich am jeweiligen Tag verschlägt.

Wraps mit Hüttenkäse und Lachs

Für zwei Personen

Zutaten:

- 1 rote Zwiebel
- 1 Bund Radieschen
- 100 g Feldsalat
- 150 g Räucherlachs
- 4 Vollkorn-Tortilla-Wraps
- 200 g Hüttenkäse

Zubereitung:

1. Schäle die Zwiebel und schneide sie in kleine Würfel.
2. Putze die Radieschen und schneide sie in Scheiben.
3. Wasche den Feldsalat und schüttle ihn trocken.
4. Bestreiche nun die Wraps mit dem Hüttenkäse und belege diesen mit dem Feldsalat.
5. Streue die Zwiebelwürfel und die Radieschen-Scheiben hinüber und belege alles mit dem Räucherlachs.
6. Wickle die Wraps ein und verstaue sie für die Mittagspause in einer Dose oder Brot- Tüte.

Avocado-Knäckebrot

Für zwei Personen

Zutaten:

- 60 g Hüttenkäse
- 4 Scheiben Vollkorn-Knäckebrot
- 1 EL Mandelkerne
- ½ Avocado
- 1 EL Zitronensaft
- Salz und Pfeffer
- ½ TL Paprikapulver, scharf
- 1 EL gehackter Schnittlauch

Zubereitung:

1. Verrühre den Hüttenkäse mit dem Paprikapulver sowie mit Salz und Pfeffer.
2. Bestreiche das Knäckebrot mit dem Hüttenkäse und streue die Mandeln auf diesen. Drücke die Mandeln leicht an.
3. Schäle die Avocado und entferne das Fruchtfleisch aus der Schale. Schneide das Fruchtfleisch anschließend in Scheiben.
4. Träufle den Zitronensaft über die Avocado-Scheiben und lege diese auf das Knäckebrot.
5. Würze nach Belieben mit Salz und Pfeffer und garniere mit Schnittlauch.

Gurkensalat mit Radieschen und Tomaten

Für zwei Personen

Zutaten:

- ¾ Salatgurke
- ½ Bund Radieschen
- ½ Bund Rucola
- 125 g Kirschtomaten
- 2 EL Olivenöl
- 1½ EL Zitronensaft
- 1 TL Senf
- ½ TL Honig
- 20 g Pinienkerne
- ¼ Bund Basilikum
- Salz und Pfeffer

Zubereitung:

1. Putze das Gemüse sowie den Rucola und schneide alle Zutaten in mundgerechte Stücke. Gib das Gemüse und den Rucola in eine große Schüssel.
2. Vermenge das Öl mit dem Zitronensaft, dem Honig und dem Senf und würze mit Salz und Pfeffer, um ein Dressing herzustellen.
3. Röste die Pinienkerne in einer Pfanne ohne Fett goldbraun an. Wasche das Basilikum, schüttle es trocken und hacke es klein.
4. Garniere den Salat mit dem Dressing, den Pinienkernen sowie dem Basilikum.

Chicorée-Birnen-Salat

Für zwei Personen

Zutaten:

- 250 g Chicorée
- 2 Birnen
- 2 EL Oliven- oder Walnussöl
- 2 EL Balsamico-Essig

Zubereitung:

1. Schneide den Chicorée in kleine Stücke und wasche diese in kaltem Wasser. Schüttle den Salat anschließend trocken.
2. Entkerne die Birnen und schneide sie mitsamt der Schale in Würfel.
3. Vermenge den Chicorée mit den Birnen und verfeinere den Salat mit dem Öl und dem Essig. Gib nach Belieben einige gehackte Walnüsse hinzu.

Spargelsalat mit Erdbeeren und Rucola

Für zwei Personen

Zutaten:

- 500 g grüner Spargel
- 4 Handvoll Rucola
- 200 g Erdbeeren
- 2 EL Balsamico-Essig
- 3 EL Olivenöl
- 2 EL Pinienkerne
- Salz und Pfeffer

Zubereitung:

1. Röste die Pinienkerne in einer Pfanne – ohne Öl – goldbraun an.
2. Wasche den Spargel und schäle das untere Drittel, entferne die hölzernen Enden.
3. Schneide den Spargel in 5 cm große Stücke und koche ihn ungefähr fünf Minuten lang in Salzwasser.
4. Wasche die Erdbeeren und den Rucola. Schüttle den Rucola trocken und schneide die Erdbeeren in kleine Stücke.
5. Vermenge das Olivenöl, den Balsamico-Essig sowie Salz und den Pfeffer zu einem Dressing.
6. Lasse den Spargel abtropfen und abkühlen und vermenge ihn in einer Schüssel mit den Erdbeeren und dem Rucola.
7. Übergieße den Salat mit dem Dressing und garniere nach Belieben mit denPinienkerne.

Chinakohl-Salat mit Möhren

Für zwei Personen

Zutaten:

- 1 kleiner Chinakohl
- 2 Möhren
- 2 Frühlingszwiebeln
- 2 EL Balsamico-Essig
- ½ TL Honig
- ½ TL Senf
- 4 EL Olivenöl
- Salz und Pfeffer

Zubereitung:

1. Wasche den Chinakohl und schneide ihn anschlie-ßend in feine Streifen. Gib die Streifen in eine große Schüssel.
2. Wasche und schäle die Möhren und hoble sie mithilfe einer Reibe in feine Streifen.
3. Wasche die Frühlingszwiebeln und schneide sie in dünne Ringe.
4. Vermenge den Balsamico-Essig, das Olivenöl, den Honig sowie Salz und Pfeffer zu einem Dressing.
5. Gib die Frühlingszwiebeln und die Möhrenraspel zum Chinakohl und beträufle alle Zutaten mit dem Dres-sing. Vermenge alle Zutaten gründlich miteinander.

Feldsalat mit Feta und gebratenem Pfirsich

Für zwei Personen

Zutaten:

- 250 g Feldsalat
- 3 Pfirsiche
- 200 g Feta
- 4 EL Olivenöl
- 4 EL Balsamico-Essig
- Salz und Pfeffer
- 1 TL Honig

Zubereitung:

1. Wasche den Feldsalat und schüttle ihn trocken.
2. Wasche die Pfirsiche und schneide sie in Spalten.
3. Erhitze etwas zusätzliches Öl in einer Pfanne und brate die Pfirsich-Spalten von beiden Seiten gold-braun an.
4. Zerbrösle den Feta und gib diesen über den Feld-salat. Gib die Pfirsich-Spalten hinzu.
5. Stelle aus dem Öl, dem Balsamico-Essig sowie aus Salz, Pfeffer und Honig ein Dressing her und beträufle damit den Salat.

Brokkoli-Salat mit Cranberrys

Für zwei Personen

Zutaten:

- 400 g Brokkoli
- 25 g getrocknete Cranberrys
- 1 rote Zwiebel
- 1 EL Olivenöl
- 2 EL Apfelessig
- 1½ EL Currypulver
- Salz und Pfeffer
- Einige Cashewkerne

Zubereitung:

1. Wasche den Brokkoli und schneide ihn in Stücke.
2. Bringe Salzwasser in einem Kochtopf zum Kochen und gare den Brokkoli damit eine Minute lang. Lasse ihn abschließend abtropfen und abkühlen.
3. Hacke die Cranberrys grob klein. Schäle die Zwiebel und schneide diese in feine Würfel.
4. Gib die Cranberrys und die Zwiebel zum Brokkoli in eine Schüssel.
5. Vermenge das Öl, den Essig und das Currypulver zu einem Dressing und schmecke dieses mit Salz und Pfeffer ab.
6. Beträufle den Salat mit dem Dressing und garniere diesen mit Cashewkernen.

Omelette-Muffins

Für zwei Personen

Zutaten:

- 2 Eier
- 80 g Kochschinken
- ½ Paprika
- 1 Tomate
- 1 rote Zwiebel
- 1 TL Pflanzenöl

Zubereitung:

1. Schneide den Kochschinken in kleine Stücke.

2. Wasche die Paprika und die Tomate. Entferne das Kerngehäuse der Paprika und schneide diese, genau wie die Tomate, in kleine Würfel. Schäle die Zwiebel und schneide sie in feine Würfel.

3. Vermenge die Eier mit Salz und Pfeffer in einer Schüssel und gib den Kochschinken, die Zwiebel, die Paprika und die Tomate hinzu. Vermenge alle Zutaten miteinander.

4. Nun müssen die Muffin-Förmchen eingefettet werden. Teile dann die Masse auf diese auf. Backe die Muffins 20 Minuten lang bei 175°C (Ober- und Unterhitze).

Erdnuss-Knusper

Für zwei Personen

Zutaten:

- 130 g Datteln
- 120 g Bio-Kokosöl
- 70 g Mandeln
- 100 g Erdnüsse
- 30 g Haferflocken
- 50 g Cranberrys
- 60 g Goji-Beeren
- 2 EL Erdnussbutter
- 50 g gepuffter Quinoa

Zubereitung:

1. Gib die getrockneten Datteln in eine Schüssel mit Wasser und lasse sie eine Viertelstunde lang einweichen.
2. Erhitze das Kokosöl in einem Kochtopf, bis es schmilzt. Lasse es kurz abkühlen.
3. Gib die Datteln mit den Mandeln, den Erdnüssen, den Haferflocken, den Cranberrys, den Goji-Beeren und der Erdnussbutter in einen Standmixer und zerkleinere alle Zutaten.
4. Gib nun das Kokosöl und den gepufften Quinoa hinzu und verrühre alle Zutaten miteinander.
5. Streiche die Masse auf einem Backblech ca. einen Zentimeter dick aus und lasse sie mindestens zwei bis drei Stunden lang im Kühlschrank aushärten.
6. Schneide die Masse in Riegel und verpacke diese nach Belieben in Brot-Tüten oder Dosen.

Schlusswort

Du hast es geschafft und dir durch diesen Ratgeber einen großen Wissensschatz zum Thema Stoffwechsel angeeignet. Nun kannst du dich als wahren Profi im Bereich Metabolismus bezeichnen und weißt bestens, wie du deinen eigenen Stoffwechsel einschätzen und unterstützen kannst. Somit hast du gelernt, dass …

… der Stoffwechsel nicht mit der Verdauung zu verwechseln ist.

… du deinen Stoffwechsel durch viele Faktoren, wie der Ernährung, der Bewegung und auch

deinem Schlaf und deinem Stresslevel positiv, wie auch negativ, beeinflussen kannst.

… du einen Grund- und einen Leistungsumsatz hast, der kennzeichnet, wie viel Energie dein Körper am Tag verbraucht und benötigt. Wie du die beiden Umsätze berechnest, weißt du darüber hinaus auch!

… der Katabolismus und Anabolismus bestimmte Stoffwechselvorgänge beschreiben.

… es Stoffwechselstörungen gibt, die angeboren oder erworben sein können.

… die Ernährung ein ausschlaggebender und wichtiger Faktor für deinen Stoffwechsel ist und

dass es anregende und bremsende Lebensmittel für deinen Stoffwechsel gibt.

… eine Ernährung für einen hochwertigen Stoffwechsel gar nicht so langweilig und kompliziert sein muss, sondern sich lecker und einfach in deinen Alltag integrieren lässt.

Du verfügst nun also über die besten Voraussetzungen, mithilfe derer du deinen Stoffwechsel nachhaltig ankurbeln und beschleunigen kannst. Dabei ist es vollkommen irrelevant, ob du deinen Stoffwechsel ankurbeln möchtest, um einige überschüssige Pfunde loszuwerden oder ob du dir weitere gesundheitliche Vorteile erhoffst – seinen Stoffwechsel zu unterstützen und zu fördern bedeutet schlussendlich, deinen gesamten Körper zu pflegen und ihm die besten Grundlagen zu geben, um gesund, munter und fit zu sein. Selbstverständlich musst du bei einer gesunden Ernährung für einen guten Stoffwechsel nicht wie ein Mönch leben und jegliche Versuchung meiden, denn auch das wird dir mehr Druck auferlegen, als dir guttun kann. Gehe es also locker und entspannt an und erkenne auf einfache und unkomplizierte Art und Weise, wie sehr dieses Wissen über deinen Stoffwechsel und über die Maßnahmen, die du ergreifen kannst, um diesen zu unterstützen, dir auf lange Sicht guttun und deinen Körper gesund und munter halten wird. Ein hochwertiger Stoffwechsel bedeutet nämlich schlussendlich nichts anderes als ein hochwertiges, gesundes und hoffentlich langes Leben, welches du in vollen Zügen genießen kannst! Lege also los und bringe dich und deinen Stoffwechsel so richtig in Schwung! Viel Spaß beim Nachkochen und Ausprobieren der stoffwechsel-fördernden Rezepte!

Glossar

Anabolismus: Stoffwechselvorgänge, bei denen nach Nahrungsaufnahme Biomasse aufgebaut wird (simple Molekülstrukturen werden zu komplexen Substanzen synthetisiert).

Amphibol: In Bezug auf den Stoffwechsel bedeutet dieser Begriff, dass die Stoffwechselvorgänge anabol und katabol ausgeführt werden können.

Ekto-, Meso- und Endomorph: Körpertypbeschreibung, abgestimmt auf den Stoffwechsel des Menschen. Die Begriffe wurden von den Keimblättern abgeleitet, die laut Dr. X bestimmen, welcher Stoffwechseltyp entwickelt wird und die jeweiligen Zellschichten beschreiben (Ektoderm (Außenschicht), Mesoderm (Mittelschicht), Endoderm (Innenschicht).

Glykogensynthese: Aufbau und Speicherform der Glucose (Traubenzucker) in unserem Körper.

Grundumsatz: Der Umsatz an Energie, den der Körper im Ruhezustand pro Tag verbraucht.

Intermediate: Zwischenstationen im Stoffwechselweg, von welchen aus, abhängig von der aktuellen Situation, entschieden wird, ob der katabole oder anabole Weg eingeschlagen wird.

Leistungsumsatz: Der Umsatz an Energie, der zusätzlich zum Grundumsatz verbraucht wird, wenn der Mensch sich körperlich betätigt.

Katabolismus: Stoffwechselvorgänge, unter denen Biomasse abgebaut wird und Energie freigesetzt wird.

Kcal: Abkürzung für Kilokalorien Metabolismus: Synonym für Stoffwechsel

Metabolite: Stoffe, die durch den Stoffwechsel, aufgrund enzymatischer und katalysierter Reaktionen, innerhalb einer Zelle anfallen und in Folgereaktionen eintreten können.

PAL-Wert: Der Phsycial-Activity-Level-Wert bestimmt, wie hoch die körperliche Aktivität eines Menschen pro Tag einzuschätzen ist.

Synthese: Ein chemisches Verfahren, bei welchem eine Verbindung aus Elementen oder ein kompliziert-zusammengebauter Stoff aus einfacheren Stoffen zusammengesetzt wird.

Zyklisch: Synonym für „im Kreislauf"

Printed in Poland
by Amazon Fulfillment
Poland Sp. z o.o., Wrocław

87478711R00073